U0230017

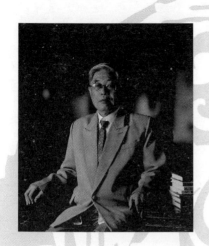

李变花　主编

陈家礼　主审

陈家礼

学术思想与临床经验集

化学工业出版社

·北京·

陈家礼是全国中医药专家学术经验继承工作指导教师，山西省名中医。陈老在吸取中医古典学术精华的基础上，尤为重视舌诊以辨脾胃虚实，善于化痰祛湿，喜用生姜等药引，精心研究用药剂量。本书从陈家礼学术渊源、学术思想、治病用药特点进行系统整理。可为中医临床、教学和科研人员提供参考。

图书在版编目（CIP）数据

全国名老中医陈家礼学术思想与临床经验集/李变花主编. —北京：化学工业出版社，2015.12

ISBN 978-7-122-25981-3

Ⅰ.①全… Ⅱ.①李… Ⅲ.①中医流派-学术思想-思想评论-中国-现代②中医学-临床医学-经验-中国-现代 Ⅳ.①R-092②R249.7

中国版本图书馆CIP数据核字（2016）第000028号

责任编辑：陈燕杰 装帧设计：张 辉
责任校对：宋 玮

出版发行：化学工业出版社(北京市东城区青年湖南街13号 邮政编码100011)
印 装：北京画中画印刷有限公司
710mm×1000mm 1/16 印张10$\frac{1}{2}$ 字数154千字 2015年12月北京第1版第1次印刷

购书咨询：010-64518888 (传真：010-64519686) 售后服务：010-64518899
网 址：http://www.cip.com.cn
凡购买本书，如有缺损质量问题，本社销售中心负责调换。

定 价：59.00元 版权所有 违者必究

本书编审人员名单

主　　编　李变花

副 主 编　贾守凯　　陈筱云　　苗建英

编写人员　李变花　　贾守凯　　陈筱云　　苗建英　　牛春兰

　　　　　付朝霞　　陈　健　　陈晓红　　张　弛　　高爱红

　　　　　刘建唐　　宫美丽　　芦文静　　李　菲　　郝世飞

主　　审　陈家礼

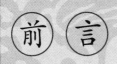

前言

　　陈家礼祖籍江苏省徐州市，毕业于南京中医学院，曾师从朱良春先生，是全国第三、第四批中医药专家学术经验继承工作指导教师，山西省名中医。临床50年来，致力于教学、临床、科研事业，成果颇丰。在学术上崇尚经典学派，潜心研究，博览群书又学古不泥，与时俱进，为中医事业默默奋斗。

　　陈老不仅吸纳了《内经》中对脾胃有关生理、病理以及与其他脏腑关系方面的学说，且对张仲景、李东垣等其他医家关于脾胃学说的思想进行了归纳，并按照各医家的学说特点，指出要深刻理解脾胃论的学术思想，践行脾胃论思想指导临床辨证论治。

　　陈老在吸取中医古典学术精华的基础上，充分运用中医四诊采集病史，尤为重视舌诊以辨脾胃虚实，痰湿有无；治疗上，以中医辨证施治为主，结合现代医学的诊疗方法与现代药学研究，衷中参西，博古通今，时刻关注脾胃功能，善于化痰祛湿，喜用生姜等药引，精心研究用药剂量，不拘于法，又不离乎法，在熟练运用经方的基础上，形成一套自己的辨证论治体系。

　　陈老认为："民以食为天"，人之生在于肾，人之生亦在于脾（胃），此即先后二天，无论何脏何腑，其功能的正常发挥，皆不能离后天脾胃运化的水谷精微的滋养，失其养则衰，得其养则盛壮，元气充沛，百病无所由生。正如李东垣《脾胃论·脾胃虚实传变论》所云："元气之充足，皆由脾胃之气无所伤，而后能滋养元气。若胃气之本弱，饮食自倍，则肠胃之气既伤，而元气亦不能充，而诸病之所由生也"。陈老非常重视食疗、药疗互补，常用一些看似简单的食物配用，一方面让患者能够得到一些保健常识；另一方面更增加了患者对中医的信任感，进而促进药效的发挥。

　　穿越岁月沧桑，一代代国医大师通过师承传授，继承发扬，将中医药学的发展推向了新的高度。为弘扬祖国医药文化遗产，使珍贵的临床诊疗经验、学术思想得以发扬光大，我们收集整理了国家中医指导老师陈家礼老先生的学术思想、临床辨治经验及处方用药思路，为中医继承和发展提供宝贵的资料，为广大中医药工作者提供重要的借鉴。

希望本书能够切实指导广大中医药工作者的辨证论治、处方用药，提高中医药整体疗效，为老百姓提供更加优质的服务，进而提高国民整体健康水平，为实现人人享有健康的中国梦做出贡献。

本书从陈家礼学术渊源、学术思想、治病用药特点进行系统整理，由于陈老学术精深，加之编者水平有限，可能难以尽述中医精髓，编著中难免有不妥之处，请读者原谅，并恳请提出宝贵意见。

李变花
于山西中医学院附属学院
2015年8月

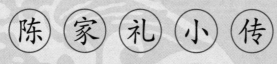

陈家礼小传

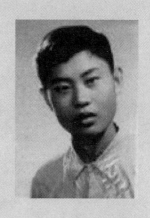

立志成才 自强不息

1940年秋陈家礼出生于江苏省徐州市铜山县一个农民家庭，当时家境贫寒，他深知读书之不易，故自小勤奋自勉，加之天资聪颖，在同龄孩子中出类拔萃。1954年高小毕业时，全村同学中只有他一人考入徐州一中。在徐州一中的六年中学生涯中，家中收入微薄，能供他上学已实属不易。虽然生活艰苦，但他体恤家艰，省吃俭用，经过刻苦攻读于1960年如愿考入南京中医学院。他在学中医之前，已对医学深感兴趣，故愿以此为终身之职业。入门学习后，更深知祖国医学之博大精深。要想学有所成必须付出辛勤的汗水。大学期间学业毫不松懈，系统学习了中医各门理论知识，每门课除了上课认真听讲外，课下必反复阅读，重要之内容熟记于心，为日后临床打下了坚实的理论基础。

扎根基层，爱岗敬业

1968年大学毕业后被分配到山西省交城县段村乡镇公社医院工作。初涉临床，他深知医德和修养对医生的重要性。在诊治患者中，不分贫贱，踏踏实实为患者着想，视患者为亲人，热心为百姓们诊病，受到老百姓的赞誉。1971年交城县乙脑流行蔓延，他运用中医卫气营血辨证方法治愈者甚多，一时名声大作，随调入交城县医院工作。在县医院行医20年间，就诊者几乎每日盈门。不仅白天出诊，节假日经常加班加点为患者诊治疾病，遇到病情危重而不能来就诊者，必亲至患者家中诊治。虽风雪辛劳，尤以为乐。患者病后康复上门道谢者络绎不绝，赢得了老百姓发自内心的尊重和爱戴。由于他的社会名望，1983年在全县普选中，他很荣幸地当选为县人大副主任。

精心育人，春色满园

1987年，山西中医学院成立之初，即被调到山西中医学院附属医院工作，历任内科副主任、主任之职务。除坚守临床一线外，还兼有学院中医内科的教学任务。期间，他被评为山西省首批中医主任医师，并连续几届任该省中医高级职称评审委员会委员。

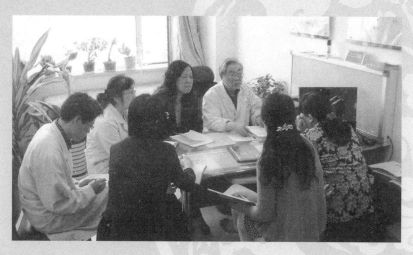

为了培育中医新生力量，为了中医事业后继有人，早在交城县工作期间，他就担任当时吕梁卫校中医学徒班的带教老师。共讲授过中医内科、针灸学、四大金典等多门课程，并担任他们的实习老师，从理论到实践给予指导，现在这些学生均在吕梁地区各县医院发挥骨干作用。2000年他从工作岗位退休后，依然坚持常年出门诊，带教学生，被选为山西中医学院传统班的导师，第三和第四届名老专家学术继承人导师，2012年在卫生部省卫生厅的关心下，建立了国家名传承工作室。工作50载，共带学生、徒弟数百人。在带教工作中，能毫无保留地把自己的学术思想、临床成就及经验教训传承给他们。经过悉心指导，一部分学生已经考上研究生、博士生，学成毕业后的这些学生正逐步成为中医事业的骨干力量，为中医事业的可持续发展提供了雄厚的人才储备。他衷心地希望他们能青出于蓝而胜于蓝，为继承发扬祖国医学做出更大的贡献。

勤于临床，善用经方

医林50载，他深深体会到中医之精华实在于临床。读书临证当以提高疗效为准，学习中医应时刻注意把所学的理论知识运用到实际中。行医之余，他浏览了很多医学著作，包括近代名医的著作。在读这些书的时候，他结合自己的经验教训，或根据需要把其中的精华变成自己的知识，再把它用之于临床，观察其疗效，这样反复积累，临床经验与日俱增。在临证时，他喜用经方，但亦不拘泥于此，而应根据实际情况灵活变通。在多数情况下参以自己的经验用方，对每一个患者不仅望闻问切，而且细心斟酌，理法方药运用自如。从医50年，逐步形成了自己独特的诊治疾病的思维方式，并积累了丰富的临床经验，对内、外、妇、儿各科疾病均有独到之处。

一分耕耘一分收获，他在自己的平凡岗位上默默奉献。他愿把自己毕生精力奉献给祖国的医学事业，为中医事业的发扬光大尽微薄之力。

目 录

第一章
陈家礼学术渊源

陈老临床50余年，致力于教学、临床事业，学验俱丰。在学术上崇尚经典学派，潜心研究，治学严谨，博览群书又学古不泥，与时俱进。在临床上治病崇脾的学术思想，深受仲景、东垣"四季脾旺不受邪"、"脾胃内伤，百病由生"的影响。提倡中医整体恒动观，突出脾胃辨证论治特色，强调辨证施治原则，"谨察阴阳所在而调之"，以期"平治于权衡"，擅长内科疑难杂证治疗。陈老首发之药不离党参、茯苓、白术、陈皮、半夏，随后则各分其属而用他药施治。诸药皆入脾胃经，为健脾、益气、理气之品，陈老谓百病皆由脾胃内伤所致，治疗则当以脾胃为重，乃元气禀受于先天，赖后天脾胃荣养而滋生，失其养则衰，得其养则盛壮，元气充沛，百病无所由生。如《素问·平人气象论》云："人以水谷为本，故人绝水谷则死"。脾为中土，依地气而生，凡饮食不节、起居不慎、劳倦过度等，则损伤脾胃，百病由生，如《灵枢·师传》"脾者，主为卫，使之迎量"，仲景《金匮要略·脏腑经络先后病》亦云："四季脾旺不受邪"。

一、《内经》"脾胃学说"之影响

《内经》是脾胃学说的起源，对脾胃的解剖、生理、病理、治则，以及与其他脏腑的关系都有详尽的论述。如《素问·灵兰秘典论》云："脾胃者，仓廪之官，五味出焉"，《灵枢·五味篇》亦云："五脏六腑皆禀气于胃"，为后世认识脾胃为后天之本，气血生化之源，脾主升，胃主降，相反相成，为气机升降枢纽奠定了理论基础。所以陈老除了常用党参、茯苓、白术、陈皮、半夏外，还常配伍砂仁、木香、谷芽、麦芽、香附等行气化滞，调理气机，助脾运化。

脾胃学说最早见于《内经》，虽无专论，但对脾胃的生理及脾胃之病的病因病机和治则等方面的论述散见于论中，内容丰富，奠定了后世脾胃学说的基础。中医始于《黄帝内经》，在这部浩大的医学著作中，其基本思想是阴阳五行理论，从而形成了藏象学说。《素问·太阴阳明论》曰："脾者，土也，治中央，常以四时长四藏各异十八日寄治"，道出了脾在五脏的中心地位，为后来脾胃学说的研究奠定了深厚的基础。《素问·灵兰秘典论》曰："脾胃者，仓廪之官，五味出焉"，认识到脾胃在生命活动中的重要作用。《素问·经脉别论》曰："食气入胃，散精于肝，淫气于筋。食气入胃，浊气归心，淫精于脉，脉气流经。经气归于肺，肺朝百脉，输精于皮毛。毛脉合精，行气于府，府精神明，留于四脏"。《灵枢·营气》曰："谷入于胃，乃传之肺，流溢于中，布散于外"，指出了五脏六腑、四肢百骸之精气均源于脾胃。《素问·经脉别论》："饮入于胃，游溢精气，上输于脾。脾气散精，上归于肺，通调水道，下输膀胱。水精四布，五经并行，合于四时五脏……"指出脾胃不仅将食物精微输布于全身以濡养身体，而且还能运化水湿，分清泌浊，将糟粕排除体外，以维持全身水液代谢的平衡。《素问·痹论》曰："饮食自倍，肠胃乃伤"。《素问·阴阳应象大论》曰："水谷之寒热，感则害于六府"，"思伤脾"。《素问·本病论》"饮食劳倦即伤脾"，提出了饮食不节、思虑、劳倦对脾胃的损伤。在治疗上，《灵枢·五邪》曰："邪在脾胃……皆调于三里"。《内经》提出了脾胃病的治疗原则，例如《素问·藏气法时论》曰："脾恶湿，急食苦以燥之"，"脾欲缓，急食甘以缓之"，"用苦泻之，甘补之"。《素问·痿论》提出"治痿独取阳明"，指明了脾胃病或其他原因引起的痿证，在治疗上从脾胃入手，使生化之源不息，方是治疗大法。从《内经》理论得出脾胃在脏腑中的重要作用，五脏六腑皆赖脾胃之气，因而保护脾胃对治疗脏腑病有重要意义。后世脾胃学说衍化发展的各种学术观点都可以在《内经》中找到它的雏型，《内经》奠定了脾胃学说的理论基础。陈老在治疗内伤杂病时，秉承《内经》思想，治疗疾病从因机证治各方面，均考虑脾胃功能的变化，顾护脾胃，注重脾胃的化生及对其他脏器的影响，从而达到治疗目的。

二、张仲景"脾胃为本"之影响

仲景《伤寒杂病论》对脾胃学说没有专门论述，但在六经辨证体系和杂病辨证体系过程中脾胃学说占有极大的地位，仲景"脾胃为本"的学术思想推动了中医脾胃学说的发展。

1. 理论上，张仲景明确提出"四季脾旺不受邪"

认为脾不主时而分旺四季，脾胃不虚则肝心肺肾气旺，不为外邪所侮，可免生疾病，这为后世李东垣的"内伤脾胃，百病由生"观点奠定了理论基础。

2. 辨病别证过程，重视脾胃之气所起的作用

伤寒的发病过程，是邪正相争的反映。病在三阳，则邪正俱盛，相互搏争；若正气不足，则易邪陷三阴。而正气以后天脾胃为化源，赖水谷精气以充养，脾胃的盛衰决定伤寒病证的发生、发展。六经传变虽与病邪轻重、正气强弱以及治疗、调护是否得当等因素有关，但总以胃气盛衰为前提。一般而言，脾胃气弱，邪气盛，则病邪由表及里，由浅入深而病进；若脾胃气强，抗邪外出，则邪由里出表而病退。如265条所云："少阳不可发汗，发汗则谵语，此属胃，胃和则愈，胃不和则烦而悸"。在三阳病向三阴病传变时，脾胃的因素尤为关键，如"伤寒三日，三阳为尽，三阴当受邪，其人反能食而不呕，此为三阴不受邪也"。其"能食而不呕"正说明脾胃功能健旺，脾胃气和，自可不传三阴；反之则脾胃虚弱，邪气乘虚内陷，传入三阴。

3. 立法处方，服法用药，注重脾胃

仲景对脾胃学说的一大贡献是在《内经》基础上发展了治疗学，将理论和方药熔为一炉，开创了辨证论治先河，奠定了脾胃学说临床证治的基础。在《伤寒论》所载112方中，约1/4与顾护脾胃有关。对于胃气虚者，直接采用理中、建中、四逆辈等温剂，以保护胃气为宗旨，即使病机发展到以邪盛为主要矛盾时，在采用攻邪治则的同时亦时时以顾护胃气为本。如太阳病发汗滋化源，确保胃气。汗液的产生是胃气化生的结果，解表发汗是祛邪外出的手段，若胃气弱，则汗源不充，不能更好地祛邪外出，所以若欲藉汗驱在表之邪，必滋化源。而且要求药后啜热稀粥，助胃气益津液，以滋酿汗之源；麻黄汤虽峻汗，但配伍炙甘草，旨在汗不伤正，同时嘱"复取微似汗"，

唯恐汗多伤胃气。在阳明病，在气分病，高热汗出，气分热盛伤津，所以白虎汤在用知母、石膏之大寒急清其邪热的同时，又用粳米、甘草护胃气、生津液。五苓散用"白饮和"，白饮即白米粥，五苓散是治疗太阳病蓄水证的方剂，水津的输布与脾息息相关，脾旺则转输有力，白饮可助脾气。在少阳病篇中，小柴胡汤本是一个祛邪扶正的方剂，其为外感表邪，由于正气不足，导致邪气传入半表半里所设，所以扶正祛邪需同时进行，故方中除用柴胡、黄芩、半夏和解少阳外，人参、大枣、生姜、甘草等皆为补中和胃之品，以鼓舞正气祛邪外出，即所谓"少阳主治，全赖胃气充满"。其用参、草补中者，以少阳气弱血尽，全赖中土滋养，则木气始得荣发，即是"胃和则病愈"之义。仲景所谓"胃气因和，身然汗出而解"正道出了小柴胡汤作用的底蕴。如此等等，其顾护胃气思想贯穿全书。

陈老认为仲景的脾胃学术观主要体现在：

（1）六经辨证重视调护脾胃　在《内经》三阴三阳辨证的基础上，创立了伤寒六经辨证体系，在立法方药上始终贯穿顾护脾胃的学术思想。

（2）杂病辨证以脾胃为中心　脾主运化属于土，阳明胃气是人体长养的根本，五脏六腑、四肢百骸皆归养于脾胃之气，脾土与心、肺、肝、肾四脏分别存在着生他、他生、克他、他克的生理联系。一旦胃病可影响他脏，或他脏病变亦可殃及脾脏，从而发生脾脏病机五行传变，仲景云："阳明居中，主土也，物所归，无所复传。"这一观点还体现在治未病方面，《金匮要略·脏腑经络先后病脉证篇》指出："夫治未病者，见肝之病，知肝传脾，当先实脾，四季脾旺不受邪"。在诸多脏腑中，独以"实脾"，明确指出疾病的发展变化以胃气的强弱为关键。

（3）诊病重脾胃　陈老研读《伤寒杂病论》后指出，仲景在四诊时重视望鼻色、察跌阳脉以候胃气。如《金匮要略·脏腑经络先后病脉证篇》曰："鼻头色青，腹中痛，苦冷者死……"《金匮要略·五脏风寒积聚病脉并治》云："跌阳脉浮而涩，浮则胃气强，涩则小便数，浮涩相搏，大便则坚，其脾为约，麻子仁丸主之"等。

（4）脏腑传变中的脾胃观　脏腑传变理论是中医整体观念的体现，其本于《内经》，如《素问·玉机论》云："五脏受气于其所生，于其所胜，气舍于其所生，死于所不胜……肝受气于心，传之于脾，气舍于肾，至肺而死"，仲景在《内经》的基础上，开宗明义，论述了由经络传腑途径及先后关系，提出"见肝之病，知肝传脾，当先实脾"，即所谓"四季脾旺不受邪"的学术思想。仲景《伤寒论》、《金匮要略》在继承《内经》基础上加以发挥，开创了辨证论治的先河。其学术思想继承了《内经》的理论基础，其所论不论外感还是杂病，均体现了重视脾胃的学术思想，对脾胃学说作了重要的补充和发展。

陈老在治疗外感病中师从仲景，擅用小柴胡汤、麻杏石甘汤、白虎汤等，并结合温病采取合方加减诊治外感疾病，且不论寒热，皆要求患者饭后服药，要求饮食以清淡糜粥为主，不拘泥于一日两服，以达鼓舞胃气助汗源祛邪外出目的。同时注意麻黄的用量，要求微汗而不伤正。

三、李东垣"脾胃论治"之影响

东垣提倡首重脾胃，在《内经》、张仲景以及刘河间学术思想指导下，结合当时社会环境及所诊治的患者，著《脾胃论》、《兰室秘藏》、《内外伤辨惑论》，在病因病机、辨证、治则等方面阐明自己的学术观点，成为脾胃学说创始人。其学术思想有以下几方面：

1. 强调脾胃伤则百病生

东垣认为，"气"是人体生命活动的动力和源泉，气与人体的病理变化之间有着非常密切的关系，其认为内伤疾病的形成是气不足引起的，而气所以不足，是脾胃受损的结果。说"真气又名元气，乃先身生之精气也，非胃气不能滋之"，"夫元气、谷气、荣气、清气、卫气、生发诸阳上升之气，此六者，皆饮食入胃，谷气上行，胃气之异名，其实一也"，指出脾胃是滋养元气之源。"脾胃之气既伤，而元气亦不能充，而诸病之所由生也"，说明脾胃是元气之本，脾胃伤则元气衰，元气衰则疾病由生，提出了"内伤脾胃，百病始生"理论，把疾病的产生直接归咎于脾胃的损伤。

2. 提出了饮食不节、劳役过度、情志内伤、外感时邪均可损伤脾胃

东垣所处的年代战乱频发，人民生活极不安定，从而多饮食失节，劳役过度而成内伤病。他在《脾胃虚实传变论》中说："元气之充足，皆由脾胃之气无所伤，而后能滋养元气；若胃气之本弱，饮食自倍，则脾胃之气既伤，而元气亦不能充，而诸病之所由生也"。饮食不节伤胃，有过饥过饱或不按时进食所伤，也有生冷不洁、肥甘厚味以及喜嗜酒热辛辣所伤。这些都影响胃的腐熟功能，进而导致胃失和降，久而久之转化为脾病，脾失升清，出现胸膈痞满、精神困倦等胃肠紊乱的症状。"形体劳役则脾病，病脾则怠惰嗜卧，四肢不收，大便泄泻，脾既病则其胃不能独行津液，故亦从而病焉"。东垣认为"劳倦伤脾"，过度的劳役累及肌肉、四肢，继而伤及脾脏。脾为胃行其津液，脾虚运化失常，则导致脾胃同病。"此因喜怒忧恐，损耗元气，资助心火。火与元气不两立，火胜则乘其土位，此所以病也"。"皆先由喜怒悲忧恐，为五贼所伤，而后胃气不行……"说明情志过极都影响气机，妨碍脾胃的阴阳升降，导致气机失常，内伤脏腑。五志过极易化火，火乱于心则心神不安，从而使全身的生理活动失常，即是东垣情志伤脾的论述。即使是六淫外感致病也多有脾胃气虚、元气不足的内因，如"胃肠为市，无物不受，无物不入，若风寒暑湿燥一气偏盛亦能伤脾损胃。"从上述病因分析，可以看出东垣在病因方面对脾胃损伤的重视。

3. 脾胃为人体精气升降的枢纽

升降理论来源于《内经》，升降浮沉是自然界事物运动的基本形式。由于脾胃属中土，土旺于四时，在四时中皆有土气，所以，土在升降浮沉和万物生长收藏方面，居于非常重要的地位。推及于人体，亦是同理。脾胃属土，在脏腑精气的升降运动中起着重要作用。李东垣十分重视阴阳升降的理论，他认为，人体的生命活动从根本上讲是元气的升降出入运动。脾胃居中州，是精气升降运动的枢纽。他在《脾胃论·天地阴阳生杀之理在升降浮沉之间

论》中云："万物之中，人一也，呼吸升降，效象天地，准绳阴阳。盖胃为水谷之海，饮食入胃，而精气先输脾归肺，上行春夏之令，以滋养周身，乃清气为天者也；升已而下输膀胱，行秋冬之令，为传化糟粕，转味而出，乃浊阴为地也"。又说："地气者，人之脾胃也。脾主五脏之气，肾主五脏之精，皆上奉于天……是知春生夏长皆从胃中出也"。说明脾胃不仅将水谷精微灌溉四脏，滋养全身，同时排泄废物，推到脏腑精气的上下流行，循环化生。"或下泄而久不能升，是有秋冬而无春夏，乃生长之用陷于殒杀之气，而百病皆起。或久升而不降，亦病焉"，反映了脾胃升降功能失常导致的病理改变。李东垣重视脾胃的升清降浊作用，特别强调生长和升发的一面，认为只有谷气上升，脾气升发，元气功能才充沛，阴火才不致上乘，人体才能健康无病。由此可见，李东垣的脾胃学说强调脾升胃降是全身气机的枢纽。

4. 遣方用药强调升阳益胃

由于李氏重视脾胃，强调脾气升发的一面，所以在治疗上突出地表现为对脾胃升阳益气药的运用和处方。他制定的方剂，如补中益气汤、升阳益胃汤、黄芪人参汤、调中益气汤、补脾胃泻阴火升阳汤、清暑益气汤等均以补脾升阳为主。他认为，只有谷气上升，脾气升发，元气才能充沛，生机才能旺盛，阴火才能潜藏。反之，若脾气不升，谷气下流，生化乏源，气血亏虚，阴火上冲，则诸病由生。且其方剂中善用风药，以升发胃中清阳。

5. 创立"甘温除大热"法

内伤热中证主要病机是中气不足，故李氏的治疗不同于一般的火证。他认为："内伤不足之病，苟误认作外感有余之病，而反泻之，则虚其虚也……"，"惟当甘温之剂，补其中升其阳，甘寒以泻其或则愈"。《内经》曰："劳者温之，损者益之。盖温能除大热，大忌苦寒之药，泻其胃土耳"。用甘温之剂来补益脾胃，升阳泻火，是他治疗气虚发热的依据，亦是著名的甘温除热法，创立的补中益气汤即为该法代表方剂。东垣在疾病烦热不退时，在甘温药中配以苦寒泻火药少量，如少加黄柏救肾水，泻阴中伏火。若烦扰不止，则少加地黄；如湿热相合，则用调中补气汤（橘皮、黄柏、升麻、柴胡、人参、炙甘草、苍术、黄芪）。李氏均冠以"少加"，此即："盖温能除大热，大忌苦寒之药泻胃土耳"。

陈老在治疗杂病中推崇东垣，完善继承了东垣的观点，认为疾病的发生不论何种因素引起，皆可影响脾胃，导致脾胃运化失常，形成痰湿内停，引起饮食二便的改变，导致正虚邪恋，形成各种病证。同样在治疗中，脾胃运化正常，清升浊降，精微输布于全身，滋养五脏，正气恢复，从而祛邪外出，达到治疗目的，所以陈老在治疗中重在调理脾胃的升降运化，健脾化痰、理气消食、芳香化湿等助脾胃运化是陈老常用方法。在诊断方面，陈老尤注重饮食二便及舌苔等反映脾胃功能等细节的审查，以求准确把握脾胃功能。

四、张锡纯"衷中参西"之影响

近代医家张锡纯，所著《医学衷中参西录》对陈老影响颇深。

1. 大气下陷，培土生金

张锡纯认为，大气即《内经》所言之宗气，他"以元气为根本，以水谷之气为养料，以胸中之地为宅窟也"。即大气是博聚于胸中，包举于肺外的大量阳气，它源于元气，受水谷精微的滋养，除主呼吸外，同时对全身产生重要影响。大气之病主要是虚而陷，急者表现为呼吸停顿猝死，缓者为呼吸短促、怔忡淋漓汗出、喘促神昏等心肺症候，同时认为其心肺症候常兼脾胃症候，在《医学衷中参西录·论李东垣补中益气汤所治之喘证》中提到补中益气汤治疗气分虚者作喘，并演化创升陷汤（生黄芪、知母、桔梗、升麻）。张锡纯认为胸中大气正常，有赖于少阳、阳明之气的升发，所以又有理脾升陷汤（生黄芪、白术、桑寄生、川续断、山茱萸、龙骨、牡蛎、萆薢、甘草）。在这种思想下，张氏治疗肺病气陷时，多用黄芪补肺之气，并注重脾胃化源之气的补充。此点深得陈老推崇效法，陈老在治疗肺系疾病时不忘脾胃，尤其是久病患者。他认为肺病日久会影响脾胃功能，导致脾胃虚弱，痰湿内蕴。

所以在治疗肺系疾病时，常采用培土生金法则，注意健脾化痰。认为脾为生痰之源，二陈汤是陈老常用化痰方剂。

2. 消补并用，升降相因

张锡纯治疗脾胃病十分重视配伍，多采用消补并用，升降相因之法。消补并用方面：白术健脾，鸡内金化积。对脾胃虚弱，不能受纳运化饮食者，张锡纯喜用白术配鸡内金。因白术虽为补脾之主药，久服多服，亦有壅滞之弊，配擅化有形瘀积的鸡内金，则补而不滞。如健脾化痰丸、益脾饼均取此意。升降相因方面：如代赭石配人参，他认为，代赭石擅镇逆气，开胸膈，降痰涎，止呕吐，通燥结，虚者常与人参同用。消补并用、升降相因，此点在陈老立法处方中多有体现，如人参和莱菔子、藿香与厚朴、旋覆花和党参的配伍应用等。

3. 调护饮食，食药共补

张锡纯对食疗深有研究，认为食疗法具有"性甚和平，宜多服常服。用之对症，病自渐愈，既不对症，亦无他患"等优点，对老幼体虚之人用食疗之药有山药、核桃、芝麻、萝卜等30余种，剂型有粥、饮之别。陈老同样重视食疗，在疾病中常常嘱患者注意饮食调护，不可过食寒凉厚味避免损伤脾胃。如对痰浊咳嗽患者强调萝卜的食用，对脾胃虚弱者注重山药、薏苡仁的食用等。

五、薛生白"湿邪内外因"之影响

陈老毕业于南京中医学院，对温病学术研读颇深，陈老将温病学辨治与内科脏腑辨证相结合，治疗外感和内科杂病。

《湿热病篇》对湿邪为患的病变，从因、证、脉、治进行了系统论述，提出了湿热病的内外因学说："内外合邪，太阴内伤，湿饮停聚，客邪再至，内外相引，故病湿热"是发病关键；阐明了湿热病发生发展规律，其病变中心在脾胃，"湿热病属阳明太阴经居多"，常引起厥阴、少阳的病变；概述了湿热病邪"蒙上流下，上闭下壅"以及闭阻三焦的特点。其所论述湿邪的致病特征及辨证论治方法对陈老影响深刻。陈老认为，外感湿热证与内伤湿热证有内在病理联系，都离不开脾胃的失调，只不过前者归于外因，后者属于内因，而在辨治上是相通的。抓住湿邪痞、腻的特点，除详细问诊外，注重脘腹、饮食、二便的问诊，详查舌苔舌质的变化，对湿邪为患者，遵其法则采取宣上、畅中、渗下的治法。

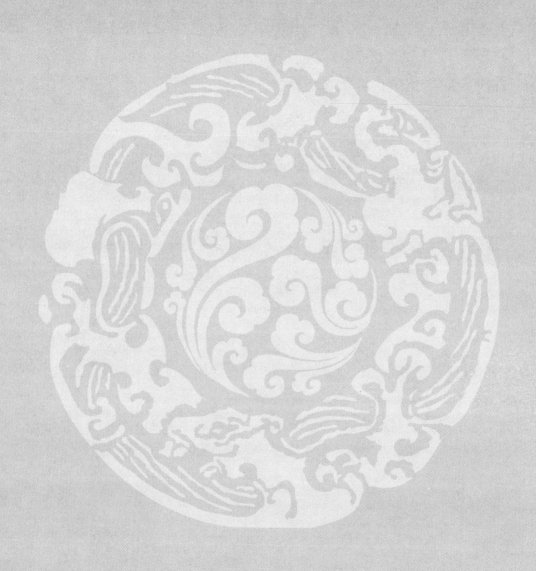

第二章
陈家礼病因认识

陈老认为疾病的发生与否与人体正气的强弱和致病因素相关。即正气不足是疾病发生的内在根据；邪气是发病的重要条件；正邪斗争的胜负，决定着发病与不发病。正能胜邪则不发病，邪胜正负则发病。受脾胃学说的影响，脾胃是气血生化之源，"四季脾旺不受邪"，疾病的发生与脾胃功能正常与否关系密切。湿为阴性，长夏主气，湿邪伤人，首先犯脾。脾为生痰之源，痰邪是其水液代谢失常形成的病理产物，又直接或间接作用于人体某一脏腑组织，发生多种病症，所以又属于致病因素。陈老对直接导致脾胃受损的湿邪和脾胃受损、运化失司产生的病理产物——痰、湿二者致病有深刻认识，现分述如下：

一、对湿邪致病的认识

湿邪为六淫之一，是长夏主气，有外湿、内湿之分。外湿多由气候潮湿或涉水淋雨、居住潮湿的外在湿邪侵袭人体导致，内湿则是由于脾胃失健，水湿停聚形成。陈老的家乡地处南方多湿多雨，且就读于南京中医学院，对湿邪为患有系统的学习。但其长期在山西黄土高原行医，该地气候特点以干旱为主，夏季短促，雨水相对集中，冬季漫长寒冷干燥，与湿邪致病相去甚远，但陈老每与湿邪辨证，均收良效，其见解于下：

1. 内湿是致病的主要原因

经云："诸湿肿满，皆属于脾。"陈老认为，社会生活形态对人体的五脏六腑、阴阳气血均有直接影响。人体患病除了与外界气候有关外，尚与先天禀赋、素体因素、饮食结构、情志等有关。在20世纪六七十年代，人们生活水平低，温饱尚不能解决，饮食不洁、寒温失调、饥饿均损伤脾胃，而现代过食肥甘、恣食辛辣寒凉等过激之品，也损伤脾胃，皆导致脾运失司，湿阻中焦，形成内湿致病。

2. 内湿、外湿互为影响

根据中医理论，内湿、外湿在发病过程中常相互影响，外伤于湿，湿邪困脾，脾阳受损，则易形成湿邪内生，而脾虚湿阻，易招致外湿侵袭。温病大家薛生白论述湿温云："太阴内伤，湿停饮聚，客邪再至，内外相引，故病湿热。此皆先有内伤，再感客邪"。所以虽地处干燥的山西，湿温致病也每每可见。

3. 山西夏季也易感暑湿

暑多夹湿。山西太原周边夏季雨热同期，加之昼夜温差大，人们若稍有不慎，正气不足，衣着不当，卫外不顾，易外感暑湿，所以夏季湿证较其他季节常见。

4. 湿性黏滞重浊

湿为阴邪，其性类水，易阻遏气机，损伤阳气。湿性黏滞重浊，其表现为症状多黏滞不爽，如分泌物多涩滞而不畅；病程缠绵难愈，病程较长，不易速去，所以治疗本类疾病要有耐心，认准症状，坚守法则。

二、对痰饮致病的认识

痰饮是人体受某种致病因素作用后，在疾病过程中所形成的病理产物，其又直接或间接作用于人体某一脏腑组织，发生多种病症，故又属于致病因素。

陈老认为，痰饮的形成与肺、脾、肾三脏及三焦水津代谢失调有关。其中脾主中焦，为升降之枢纽，所以痰饮之病与脾胃关系密切，并涉及肺、肾、肝。在痰湿致病上，认为痰饮之邪为流动之体，可导致各种疾病，有"百病多由痰作祟"之说。其痰饮形成之后，由于停滞的部位不同，可有多种临床表现，常导致脏腑的功能和气机升降失常和气滞血瘀表现，如哮、喘、咳嗽、肺胀、胸痹、心悸、不寐、痴呆、呕吐、痞满、中风、眩晕等等疾病无不与痰有关。

在诊疗过程中，除症状上有痰湿表现外，陈老还注重舌苔的观察，认为有一份腻苔则有一份痰湿。在治疗上强调三点：

① 治脾为本。"脾为生痰之源"，所以"实脾土，燥脾湿"是杜绝生痰之源。常用香砂六君子汤加减、温胆汤、二陈汤、平胃散或标本兼治，或先治标，同时关注脾与其他脏腑的关系，对肺、肾、肝脏腑兼治，使痰邪得消。

② 治气为先。痰湿停滞导致疾病，气行则凝滞之津亦随气而顺，所以理气药如陈皮、香附、枳实、枳壳、木香等必不可少。

③ 痰瘀并治。痰凝则血瘀，形成痰瘀互结表现，所以即使在临床上陈老治疗痰湿之病，虽在症状舌脉上尚未有淤血表现，但陈老常配伍一两味活血药如丹参、郁金等以达到活血消痰目的。

第三章
陈家礼诊病要略

一、问诊为先，必问食便

问诊是中医辨证论治的基本方法之一，临床诊断往往是从问诊开始的。陈老通过问诊首先抓住主诉，围绕主诉询问其发病原因、症状特点、部位、程度、时间等。

他说发病的原因虽然千奇百怪，但前贤已归纳有三：外感、内伤、不内外伤；临床表现虽然变幻多端，但可用表、里、虚、实、寒、热、阴、阳八字概括。

程国彭《医学心悟·医有彻始彻终之理》云："凡病之来，不过内伤、外感，与不内外伤，三者而已。内伤者，气病、血病、伤食，以及喜、怒、忧、思、悲、恐、惊是也……至于变症百端，不过表、里、寒、热、虚、实、阴、阳八字尽之，则变而不变矣"。

陈老认为，一方面，对于内伤杂病而言，饮食不节是主要的病因；另一方面，内伤致病，又影响脾胃功能，导致饮食的改变。常言道："人是铁，饭是钢"，人体摄取饮食来维持正常的生命活动。"饮食入胃……"饮食的摄纳与消化吸收是经过脾胃及多个脏腑共同完成的，其中与脾胃关系最为密切，如《临证指南医案·脾胃》曰："纳食主胃，运化主脾……"若为饮食所伤，脾胃运化失司，升降失常，或痰湿内蕴，气机阻滞，或气血亏虚，失于濡养，而变生诸病。或其他因素损伤脾胃，胃失和降，脾失运化，而影响食欲。"百病皆由痰作祟"，脾为生痰之源，与饮食不节相关。所以陈老在问诊时特别注意问饮食情况，如食欲的好坏、食量的大小、口渴与饮水、口味的厚薄等以了解脾胃的运化功能、津液的盈亏，从而掌握疾病的寒热虚实性质。

《灵枢·海论篇》曰："胃者水谷之海"，脾胃为后天之本，人的饮食情况与脾胃功能的正常与否关系非常密切。陈老认为人以胃气为本，胃气的有无直接关系疾病的轻重和转归，所以询问患者的饮食非常重要。在饮食方面，陈老不仅询问食欲和食量，同时还要问到饮食的口味及冷热，并注重受纳后胃脘是否有不适变化，加以辨证，从而判断脾胃功能。如纳少、食后脘胀为脾胃虚弱表现，如多食易饥为胃热表现，饥不欲食，胃中嘈杂是胃阴不足表现；若喜食肥甘厚味脾胃多有痰湿，胃脘冷喜热饮食为胃中有寒或脾胃虚寒，若喜冷饮则反之等等。这些均反映了陈老注重脾胃功能的表现。

《景岳全书·十问篇》"二便为一身之门户，无论内伤外感，皆当查此，以辨其寒热虚实"。通过询问大便情况可以掌握疾病的性质。陈老认为，大便虽直接由肠道所生，但与脾胃的腐熟功能、肝的疏泄、命门的温煦有关，在询问大便方面要注意大便的量、色、质气味及伴随症状的询问，以从各方面了解脾胃及其与肾、肝的功能。如老年便秘，陈老认为其与气液两亏有关，气虚无力推动，液亏无以濡润，故形成老年便秘；泄泻为脾胃湿盛，清浊不分导致，急性泄泻多数实，以湿邪胜为主；慢性泄泻以虚为主，为脾虚所患，可涉及肝、肾。

跟诊过程中，我们感受到陈老不仅具有深厚的医学知识和丰富的临床经验，而且在工作、生活中和蔼可亲，作风严谨，一丝不苟，是我们学习的榜样。他在问诊时言语轻柔，仔细周全，善与患者及家属交流，尊重患者，得到患者及家属的信赖，他们为情所动，主动陈述病情，从而获得了第一手真实可靠的临床资料。

二、四诊合参，尤重舌诊

陈老指出舌象是疾病的一种比较敏感体征，"舌为脾胃之外候，苔受胃气所熏蒸"，《灵枢·脉度》云："脾气通于口，脾和则口能知五谷矣"，说明舌苔与脾胃运化功能相应，是由胃气蒸发，谷气上承于舌面而成，舌与脏腑、经络、气血、津液有着密切的联系。舌象的变化能客观、准确地反映出正气盛衰、邪气性质、病情进退，通过舌诊可以判断疾病的发生、发展情况，对准确辨证、判断疾病转归和预后，以及指导处方用药具有重要意义。因此，临证中他常教诲我们重视舌诊，强调察舌以"司外揣内"，通过望舌可以大体得出病证的表里、虚实、寒热属性，再结合四诊情况进行脏腑辨证，分析气血阴阳的盛衰、病邪性质及深浅、病机演变及转化，从而对诊断、立法、处方及疾病预后的判断有着重要意义。如清代医家周学海在《形色外诊简摩·舌质舌苔辨》中指出："夫舌为心窍，其伸缩展转，则筋之所为，肝之用也。其尖上红粒，细于粟者，心气挟命门真火而鼓起者也。其正面白色软刺如毫毛者，肺气挟命门真火而生出者也。至于苔，乃胃气之所熏蒸，五脏皆禀气于胃，故可借以诊五脏之寒热虚实也"。

舌诊是中医诊断疾病的重要方法。陈老认为舌通过经络与五脏相连，但在脏腑中尤以心和脾胃关系最密切，因为舌为心之苗窍，又为脾之外候，而舌苔乃胃气之所熏蒸导致。舌诊中，脾胃居于舌中，因此舌诊在诊病中，在反映人体脏腑、气血、津液的虚实，疾病的深浅轻重变化的同时，其脾胃的变化，都突出地表现在舌象上，故陈老更注重舌诊，尤其舌苔的变化。

章虚谷曰："舌苔由胃中生气以现，而胃气由心脾发生，故无病之人，常有薄苔，是胃中之生气，如地上之微草也，若不毛之地，则土无生气矣"。吴坤安说："舌之有苔，犹地之有苔。地之苔，湿气上泛而生；舌之苔，胃蒸脾湿上潮而生，故曰苔"。现代医家认为舌苔的形成，主要为丝状乳头之分化。丝状乳头之末梢分化成角化树，在角化树分枝的空隙中，常填有脱落的角化上皮、唾液、细菌、食物碎屑及渗出的白细胞等，组成正常的舌苔。正常的舌苔为薄白一层，白苔嫩而不厚，干湿适中，不滑不燥。观察舌苔内容主要包括观察苔的颜色、厚薄及润燥。薄苔本是胃气所生，属正常，厚苔是胃气夹湿浊之邪气熏蒸所致，认为有一份腻苔，则有一份湿浊之气。陈老注重舌诊，具体体现在如下几方面：

（1）**舌苔的厚薄辨证病邪的轻重**　如薄苔多为疾病初起，病邪在表，病情较轻；厚苔多示病邪较盛，并已传里；或有胃肠积滞；或有痰湿。苔愈厚表示邪越盛，病情愈重。黄苔主热，白苔主寒。

（2）**根据苔质的厚薄及色泽判断胃气的存亡**　舌苔的形成，反映了胃气的有无，舌苔虽厚，说明胃气仍尚存的一面，而少苔常表示机体正气不足，无苔则是胃气大虚，缺乏生发之机。舌面上有不规则的舌苔剥脱，剥脱处光滑无苔，称为花剥苔，多属胃的气阴不足，若兼有腻苔则表示痰湿未化而正气已伤。

（3）**根据舌苔的消长、变化判断疾病的进退预后**　舌苔由白转黄，又进一步变灰黑，说明病邪由表入里，由轻变重，苔由厚变薄，由燥转润，往往是病邪渐退，津液复生。

（4）**根据苔质的润燥状况了解津液的变化**　正常舌苔舌面润泽，干湿适中，不干不湿。润泽是津液能上承之征，说明病中津液未伤。若水分过多，扪之湿而滑利，甚者伸舌流涎欲滴，为滑苔，主寒主湿，因三焦阳气衰少，不能运化水湿导致。苔质致密、细腻如一层混浊光滑的粘液覆盖于舌面，不易擦去，为腻苔，多属湿浊内蕴，阳气被遏导致，主病为湿浊、痰饮、食积、湿热等。望之干枯，扪之无津，是为燥苔，干燥是津液不能上承导致，其原因在外感病多为燥热伤津，内伤病多为阴液亏耗所成。

舌质：舌质者，为舌之本，是指舌苔下面的肌肉组织。其舌黏膜下的肌层中分布着十分丰富的微血管和神经。脏腑功能失调及某些器质性病变都可以通过经络及神经系统，影响血液微循环及血液成分方面的变化，从而很快影响舌体肌层中的微循环，使舌质的色质发生不同的病理变化。所以观察舌质实际是根据舌质的色、泽判断气血运行的状态，从而反映脏腑的功能情况。中医认为舌质的色泽与以下几方面有关：

① 与气血的盛衰有关。气血旺盛，则血行运行正常，舌质呈淡红色、活泼有泽。气血亏虚，舌面血供不足，则呈淡白舌而少泽。

② 与脉道的通利与否有关。《素问·调经论》说："血气者，喜温而恶寒，寒则涩不能流，温则消而去之"。说明寒邪凝滞，血行不畅，则舌淡白；寒邪盛血凝成瘀，则呈淡紫舌。热则血行旺盛，迫血妄行，故为红舌，甚则红绛色舌。

舌形：陈老注重舌形辨别，如胖大舌、齿痕、薄瘦的辨别。从舌的形态来看，胖大舌、齿痕舌，为脾虚水饮痰湿阻滞所致。瘦薄舌，瘦薄而色淡，多是气血两虚；瘦薄而色红绛而干，多由阴虚火旺、津液耗伤所致。

此外，还需注意季节对舌的影响。夏季舌苔多偏厚，或有淡黄色；秋季苔多薄而干，冬季舌常湿润，所以在不同季节人的舌象有轻微改变，这是正常现象，而非病态。

陈老指出：凡邪气在表，一般舌苔多薄白不干，病邪传里，则舌苔渐由白而黄，由薄而厚，由润而干。病属实者其舌坚敛而苍老；病属虚者其舌浮肿而娇嫩。病属热者其舌质赤，舌苔黄厚腻或干涩，甚或焦黑起刺；病属寒者其舌质多淡白，舌苔多津液而光滑。凡舌质淡红灵柔，苔薄白而润者为气血充足津液未伤；舌质淡白者为气血虚衰；舌干苔燥，是津液已伤；舌苔有根，是胃气充足；苔无根或光剥无苔，是胃气衰败，胃阴亏耗。

舌为心之苗，脾之窍，肾之本。陈老还指出从舌象的变化可以判定病情的顺逆，从舌苔的部位辨证可间接推测病变的脏腑。清代医家杨乘六在《临证验舌法》中指出："舌者，心之苗也，五脏六腑之大主，其气通于此，其窍开于此也。查诸脏腑图，脾、肺、肝、肾无不系根于心……凡内外杂证，也无一不呈其形，著其色于舌。"如苔由白转黄，由黄渐退，新生薄白苔者为顺象；舌苔由白转灰，由灰变黑者为逆象。再如肿瘤患者"化疗"或"放疗"后的舌苔多为红绛光剥、干裂、溃疡等阴亏之象；舌尖红起刺多属心火有余，舌边红赤为肝胆郁热，苔黄厚多属胃中有热。

总之，舌诊对指导临床辨证施治、潜方用药有着重要的指导价值。在《伤寒论》第230条中记载："阳明病，胁下硬满，不大便而呕，舌上白苔者，可与小柴胡汤"。就以腻苔辨证而言，临床可见多种病证，表现出脘腹胀满疼痛、头痛眩晕、泛恶失眠等。若舌苔黄腻，则为湿热蕴结中焦，气机阻滞，即可用清热化湿法治疗，如温胆汤化裁，舌苔黄厚腻、脉滑，用黄连温胆汤加减；苔腻而舌尖红赤或起芒刺者为心脾有热，当泄心脾之火，常用栀子、豆豉、黄芩、黄连、竹叶之类；舌边红赤起芒刺，苔黄厚者为肝胃郁热，则泻肝火除胃热，常用柴胡、白蒺藜、白芍、知母、石膏之属；苔白厚而干燥，是阴津不足表现，如叶天士所说"胃燥气伤"，陈老则用沙参麦冬汤、六味地黄丸等滋补之品。

第四章
陈家礼辨证枢机

一、诊病辨证，脾胃入手

陈老受东垣"内伤脾胃，百病由生"脾胃学术思想的影响，在脏腑辨证中形成了"以调理脾胃为核心"的诊疗体系。指出脾胃是人体精气升降之枢纽，关系到整个人体气机的升降出入。脾胃居于中州，脾为阴土，喜燥恶湿，主运化水谷精微，主升清；胃为阳土，喜润恶燥，受纳水谷，主降浊；通过脾胃的受纳、运化、升降，将水谷之精气灌溉四脏，奉养周身，排泄糟粕，同时推动脏腑精气的循环化生和上下流通。陈老认为人体是有机的整体，中医治病是从整体出发，调节人的阴阳气机升降平衡，从而达到治疗疾病目的。脾有运化水谷、水液功能，主升清、主统血。胃主受纳与腐熟水谷，以降为和。脾与胃构成表里关系，"脾为胃行其津液"，二者共同完成饮食物的消化吸收及其精微的输布，从而滋养全身，所以有脾胃为"后天之本"之说。《素问·经脉别论》曰："饮入于胃，游溢精气，上输于脾，脾气散精，上归于肺，通调水道，下输膀胱，水精四布，五经并行"。说明以脾胃为中心，与肺、肾两脏共同形成了水谷精微津液输布的通道。同时肝藏血主疏泄、脾统血主运化，脾的运化功能有赖于肝的疏泄，肝疏泄正常则脾的运化健旺，否则出现"肝脾不和"的病理表现，同样脾运健旺，生血有源，则肝有所藏。心主血、脾统血，脾又为气血生化之源，从上述五脏关系看，脾胃贵为中土，是万物的归依，生理地位特殊。所以陈老在调治疾病时常注重脾胃的功能，形成了辨证论治注重顾护调理脾胃，治疗内科杂病从脾胃入手的特点。

陈老认为"脾胃乃后天之本，气血生化之源"。久病不愈，与脾胃关系最密切。所以在治疗疾病过程中处处体现了注重脾胃的精神。其思路如下：

1. 时时顾护胃气

五脏六腑皆禀气于胃。健康人的胃气充足，则食欲良好，精神充沛，若病中饮食如常，提示胃气未伤，如食欲逐步改善，食量增加，为胃气恢复。若久病重病，食欲减退，则是胃气伤的表现。《内经》有"得谷者昌，失谷者亡"之说。所以在治疗疾病时不仅不可克伐胃气，而且要时时顾护胃气。陈老在治疗邪实疾病时，往往仅开具3剂之量，采用多次诊治方法，以达祛邪扶正目的。在治疗外感病时，陈老亦时时顾护脾胃，因为脾胃为正气化生之源，祛邪外出之动力，若攻伐太过，损伤脾胃，不利于疾病的治疗。认为所服药物必须得脾胃运化，才能发挥药效。所以在治疗时常用生姜作药引和胃，同时效法仲景，改解表药为饭后服，一则使寒凉药不伤脾胃，二则药物得糜粥所生之胃气相助，利于祛邪外出。张景岳《类经》云："药以治病，因毒为能，所谓毒者，因气味之偏也。盖气味之正者，谷食之属是也，所以养人之正气，气味之偏者，药饵之属是也，所以去人之邪气，其为故也，正以人之为病，病在阴阳偏胜耳……大凡可辟邪安正者，均可称为毒药，故曰毒药攻邪也"。论述了毒药的广义含义，阐明了毒性就是药物的偏性。陈老认为不论何种药物皆有其偏性，不似谷物平和养人，所以对各种慢性疾病若需长期服用中药，必须加入和胃之品，以保护胃气，胃气不伤，才能发挥药效。

2. 处处关注运化

气机升降出入是机体生理活动的基本形式，而脾胃是气机升降出入的枢纽，所以陈老十分重视脾胃的运化功能，脾胃运化功能是脾主升、胃主降二者相辅相成，由此气机方可运行，才能共同完成对水谷精微的正常运化。若脾为湿困，清气不升则可影响胃之和降，出现恶心、呕吐、脘胀表现；若食滞胃脘，胃失和降亦可影响脾的升清。气机失常精微不运，可聚而成痰。陈老特别注意脾胃虚损及其病理产物痰、湿之间的关系，认为脾虚生痰，反过来痰湿为患又阻碍脾运，损伤脾胃，所以在治病中，需处处注重脾胃的运化。体现在以下几方面：

（1）健脾　脾气亏虚是根本，应用益气健脾、淡渗健脾之品，如党参、白术、薏苡仁、茯苓等，常用代表方为香砂六君子等。

（2）运脾　脾胃呆滞，从而导致疾病的发生，脾胃运化方能升清降浊，病邪可去。理气药是运脾胃的推动力，柴胡疏肝散是陈老常用方，同时厚朴、大腹皮、槟榔、佛手、香橼等也是陈老惯用药，消食导滞药焦三仙、炒莱菔子也常联合应用，使气机得以升降，则痰湿可运。

（3）醒脾　脾喜燥恶湿，"土爱暖而喜芳香"。芳香化湿、苦温燥湿之品是醒脾化湿之良药，如藿香、佩兰、苍术、厚朴、砂仁均常用，常用方有藿香正气散、平胃散、温胆汤等加减。湿邪是其病理产物，淡渗利湿之品在湿阻、泄泻等疾病中常用，如薏苡仁、猪苓、茯苓、滑石、通草等，常用方有三仁汤、藿朴夏苓汤、参苓白术散化裁等。

（4）温脾　脾土喜温，对于久病且脾阳不足者，在益气健脾之上，加用温运脾阳药，甚至可加用少许补肾阳之品，常用药如吴茱萸、乌药、菟丝子、桂枝等。常用小建中汤或香砂六君子汤加补肾温阳之品。

陈老认为，现代生活方式和社会环境最易损伤脾胃，导致许多疾病的年轻化，老年慢性病发病率增高，如糖尿病、高血压、心脑血管疾病及呼吸系统疾病等。脾的病证多为脾虚、痰生、气滞、湿阻，腹胀、便溏、肿满、泄泻、眩晕是其主要症状。胃属阳土为腑，腑受盛而传化水谷，故泻而不藏，主通降，以降为和，其性喜润恶燥，胃为阳明燥土，得阴柔滋润则通降正常。"胃宜降为和"，故陈老认为胃的病证多胃气郁滞、胃气上逆、"胃家实"，胃痛、痞满、嗳气酸腐、呃逆、呕吐、大便秘结是其重要症状。究其原因，其根本在于脾胃虚弱，阳气不升。脾胃居中央，病变必影响四方，若脾胃受病，肝、心、肺、肾均可受其影响而致病，这正是"内伤脾胃，百病由生"之"百病"的含义，即贼邪伤人无不由脾胃，特别强调病由脾胃内伤的观点。脾胃内伤，脏腑之间相互制约的平衡体系就遭到破坏，病变累及肺、肝、肾、心等四脏，而且脾胃虚弱，元气亏虚，五脏六腑、四肢百骸、经络九窍失养。因此，在辨证时尤需重视脾胃，强调"五脏不足调脾胃"。脾胃为生化之源，是人体一切生命活动的原动力，调理脾胃就是固本，资助后天以培养先天；增强脾胃，以达到预防疾病、提高免疫力的作用，故陈老常提到内科杂病从脾胃论治。临床用药则忌攻伐太过，须时时考虑脾胃能否胜药，组方用药遵循"病－证－脾胃"三位一体论，形成了特有的临床诊疗和用药重脾胃的体系。陈老根据病情或祛邪扶正固护脾胃，或虚实相因先调理脾胃，或调摄善后运化脾胃等，处处体现了顾护脾胃中气的学术思想。对于冠心病、高血压、糖尿病、中风后遗症、食管疾病等疑难杂病，常于平正中出奇制胜，在健脾助化、益气养阴的基础上配合活血化瘀、通络散结等方法，都收到了满意的疗效。

二、"脾统四脏"，治病崇脾

陈老指出"脾统四脏"理论，其含义有三：其一，脾胃为气血精微生化之源泉，五脏六腑、四肢百骸精气源于脾胃。

《素问·经脉别论》曰："食气入胃，散精于肝，淫气于筋。食气入胃，浊气归心，淫精于脉。脉气流经，经气归于肺，肺朝百脉，输精于皮毛。毛脉合精，行气于府。府精神明，留于四脏"。《素问·经脉别论》指出"饮入于胃，游溢精气，上输于脾，脾气散精。上归于肺，通调水道，下输膀胱，水精四布，五经并行"。说明五脏六腑之中皆有脾胃之气，通过脾胃之气才能将其灌溉到五脏六腑、四肢百骸，对生命起着主宰作用。

其二，脾胃是人体精气、气机升降出入的枢纽，通过调节气机来影响其他脏器的功能。《读医随笔·卷一·证治总论·升降出入论》中说："脾具坤静之德，而有乾健之运，故能使心肺之阳降，肝肾之阴升，为上下升降的枢纽"。脾气升则清阳之气上输，肝肾之气并之而上行；胃气降则浊阴之气下运，心肺之气随之而下达。脾胃调和，气机升降出入有序，气血阴阳相得，则五脏六腑气机运动正常。

其三，任何疾病的成因均因脾胃而起。五脏六腑之间有着密切的关系，疾病发生皆源于脾胃受损，升降失常，说明脾健则四脏皆健，脾衰则四脏亦衰。如黄元御《四圣心源·劳伤中气》所说："中气衰则升降窒，肾水下寒而精病，心火上炎而神病，肝木左郁而血病，肺金右滞而气病。神病则惊怯而不宁，精病则遗泄而不秘，血病则凝结而不流，气病则痞满而不宣。四维之病，悉因于中气"。脾胃一病，运化失常，生化乏源，则生内伤诸羌。

陈老尤其推崇李东垣之说："胃虚则脏腑经络皆无以受气而俱病"，"其治肝心肺肾有余不足，或补或泻，惟益脾胃之药为切，善治者，惟在调和脾胃"。认为脾胃受损是疾病发生的内在原因，临证时从机体的整体观出发，以脏腑辨证为核心，强调以脾胃为本，脾统四脏，治病当崇脾，注重补益脾胃中气，调补脾胃，处处以运脾和胃为法度。健脾益气、行气化滞、除湿消痞、和胃降逆是其常用方法，六君子汤、香砂六君子汤、平胃散、温胆汤、连朴饮等是其常用方剂。临床上，陈老多以平淡之方灵活加减，效如桴鼓。如心脾两虚证施以归脾汤，健脾温中用理中汤，脾虚泄泻证施以参苓白术散，补中益气汤以升阳举陷，柴胡疏肝散以疏肝理脾，三子养亲汤以健脾化痰等等，处处体现了"四季脾旺不受邪"思想，从脾论治，以调他脏或调脾以治四脏的目的。"有胃气则生，无胃气则死"，对于病后调理，陈老同样指出要针对机体正邪的虚实、气血阴阳的亏虚进行辨证的基础上，结合脾胃进行调治，"善治脾胃者，即可以安五脏"。《名医方论》云："盖人之一生，以胃气为本，胃气旺，则五脏受阴；胃气伤，则百病丛生，故凡病久虚不愈，诸药不效者，惟有益胃补肾两途，故用四君子随证加减。无论寒热补泻，先培中土，使药气四达，则周身之机运流通，水谷之精微敷布，何患其药之不效哉？"说明疾病的预后、机体的康复有赖于脾胃功能。只有中土健运，方可化生精微，充养五脏六腑，四肢百骸，气血旺盛。常用脾胃论治方法归纳如下：

1. 升阳益气法

脾胃为后天之本，气血生化之源，饮食、劳倦内伤，中气虚馁，脾失健运，清气不升，阴火乘脾，谷气闭塞，阳气郁遏，火郁不升，则气血生化乏源，见表热里虚之证。东垣所说"火与元气不两立，一胜则一负"。《素问·六元纪大论》云："火郁发之"，陈老以甘温益气之药滋养化源，元气充沛，升提之品升举阳气，以补中益气汤、生姜和中汤加减。

温运健脾法：脾为阴土，得阳始运，若脾阳虚无以温脾，则阴寒内生。《脾胃论·脾胃胜衰论》"大抵脾胃虚弱，阳气不能生长，是春夏之令不行，五脏之气不生"。《伤寒论》曰："自利不渴者，属太阴，以其脏有寒故也，当温之，宜服四逆辈"。陈老临床常用良附丸加减，药物如高良姜、香附、吴茱萸、桂枝等。

2. 健脾和胃法

脾胃气虚表现为胃脘痞胀、纳食不佳、大便溏薄、倦怠乏力等证。陈老常用香砂六君子汤等方以健脾和胃。常用党参、茯苓、半夏、陈皮、炒苍白术、广木香、焦三仙、炙甘草等。凡有胃脘隐痛者，必加白芍，术芍同用以甘柔缓急止痛。

3. 化痰除湿法

脾主运化，胃主受纳，一升一降，共同完成水谷的消化吸收和精微的输布。若脾胃受损，运化失职，受纳失和，气机升降失常，则痰湿内生，则病泄泻、痞满、眩晕诸证，如经云："清气在下，则生飧泄；浊气在上，则生䐜胀"。"诸湿肿满，皆属于脾"。方以二陈汤加减，药用苍白术、姜半夏、姜竹茹、制香附、木香、砂仁、黄连、陈皮、茯苓、薏苡仁等。

4. 化湿行痞法

陈老指出湿性属土，脾胃为土脏，湿土之气同性相求，证之于临床，无论外湿内湿，阻滞中焦，脾胃运化失司，气机升降失和，运化失职，出现痞满、湿阻、郁证、呃逆、胃痛等病，证属湿阻气滞证者，陈老则以健脾理气，化湿行痞之法治之。

5. 治痰护肝法

脾为生痰之源。陈老认为治痰必治生痰之源，痰为标，治病当求本。肝主疏泄，与脾同居中焦，肝气旺则克脾土；痰病久则脾肾虚，肝失所养，虚风内动或脾湿反侮其肝而引动肝风，故在潜方时加白芍一味，治痰护肝，一取其酸敛、阴柔，二能滋肝阴，潜肝阳，而且白芍能开阴结，善通小便，小便利而痰饮自减。如张锡纯说："痰之标在胃，痰之本源，肾之不足，必致肝之不足。芍药善滋肝阴，预其逆而上冲"。

三、善调气机，燮理中焦

陈老平素勤研岐黄，遵循"脾统四脏"理论，以《内经》气机理论为指导，治病时特别注重气机变化。"人以脾胃中元气为本"，心、肺、肝、脾的"升降浮沉"运动，多是以脾胃为枢纽，《素问·六微旨大论篇》云："出入废则神机化灭，升降息则气立孤危。故非出入，则无以生长壮老已；非升降，则无以生长化收藏。是以升降出入，无器不有。故器者，生化之宇，器散则分之，生化息矣。故无不出入，无不升降"。脾居于中焦，是人体气机升降运动的枢纽，脾胃通过调节气机影响其他脏器的功能。脾胃健运，升降有序，斡旋气机，阴阳相生相长，才能维持"清阳出上窍，浊阴出下窍；清阳发腠理，浊阴走五脏；清阳实四肢，浊阴归六腑"的正常升降运动。一旦气机失调，则百病尤生。如《素问·举痛论》说："百病皆生于气"。朱丹溪曰："气冲和百病不生，一有怫郁，诸病生焉"。故而陈老在潜方施药上善用调气药，灵活加减升麻、柴胡、苍术、砂仁、羌活，调理气机，升发阳气，燮理中焦，扭转枢机。

第五章
陈家礼治病精要

一、病证结合，衷中参西

中医治病主要在于辨证，辨证论治，而西医治病则主要在于诊病，对症下药。中医治疗同一种疾病，治法可能不尽相同；而西医主要诊断明确，治疗大同小异，主任医师可能与住院医师所用的治疗方案及药物几乎一致。而中医治病则不然，同一种病由于个体差异，临床症状不同，辨证就会有所不同，不同的医师由于临症经验不同，使用的药物可能大相径庭。陈老认为，只有准确地把握疾病的当前本质，才能在临床中取得较好的疗效。但往往患者病情变化多端，证只能反映一时的疾病本质，不能反映这一疾病的全过程，而且有些疾病的证不明显，甚至无证可辨。所以陈老提出辨证论治必须与辨病论治相结合，而且强调辨的病必须是中医的病，只有这样才能把握疾病每个阶段的特点，才能对疾病的治疗、预后有全面了解。两者的区别在于，辨病为确定疾病，以把握全局；辨证为确定证候，对症处理，只有两者有机结合，才能在对疾病的诊治中既有原则性，又有灵活性。

由于中医多强调的是临床的症状，有时对于一些危重疾病诊治往往失于偏颇，如不谨慎，可能会出现延误救治的情况。临诊时，陈老多在仔细询问病史后，详细察看患者在其他西医院检查的结果，必要的话立即重新进行检查。多在明确西医诊断的基础上，再进行中医的辨证施治。一般对有明确需要住院或手术者，即建议患者住院或手术；对无指征的患者，一般也会在治疗时结合西医诊断，但不会影响整体的辨证治疗。如眩晕患者，常需要监测血压，血压高者，多会适当加重平肝潜阳之药味；对待哮喘、过敏患者，经常会在辨证的基础上，增加具有抗过敏的药物，如"过敏煎"；对待胸闷、胸痛的患者，需参考心电图等辅助检查的结果，有缺血表现时，多加活血化瘀之物；对待尿路结石、胆结石患者，多用海金沙等化石之品；对消化系统胃溃疡患者，则多加海螵蛸、瓦楞子等制酸之剂；癌症患者则多加半枝莲、七叶一枝花、生薏苡仁等抗癌之物。

中医认识中药是以药物配伍、药性归经及药物的四气五味、升降沉浮为理论基础，来确定药物的临床功效的，而现代中药药理研究是以药物有效成分为基础判定药物的性能。陈老反对单纯以中药现代药理研究来应用中药，这样将失去中医辨证施治的本质，但不反对在辨证论治的同时参照现代医学对中药药理研究来增加药效。例如现代药理研究山楂有明显的降脂作用，陈老在治疗冠心病时按辨证论治的同时与辨病论治相结合处方用药，如果患者辨证为痰湿内盛型胸痹，则适量加入生山楂，临床中取得了较好的疗效。

陈老的"辨病与辨证相结合"诊疗模式大体遵循如下步骤：明确诊断、抓主症、标本先后、基础方拟定、随证加减、疗效评价。他指出，现代中医治疗对象是诊断明确的疾病，疗效的判定不能仅仅依靠症状的改善，还要根据化验单来证明。明确西医诊断，特别是随着西医诊疗技术的提高，仪器的进化，都可使西医的诊断更加明确，可以对病的轻重缓急，治疗难易，疗效指标，做到心中有数，若辨病后直接进行辨证分型，难免会出现漫无边际的证型选择，思路易被扰乱，而"抓主症"则可以明确疾病的中医诊断，进而选定主方，容易掌握。主症可以是一个症状，也可以是几个症状，不宜出现主症之间相互没有联系的情况，目的是反映患者的特殊性，有利于主要问题明朗化，有利于辨证过程简单化。选定了主症，要注意"标本缓急"的问题，在标本的治疗不相互干扰的情况下，当然应标本兼顾；若标本不宜兼顾，则应遵"急则治其标，缓则治其本"，"先急后缓，先易后难"的原则，主症确定，标本问题解决，基础方自然产生。陈老认为基础方最好使用传统方剂，传统方剂常常是与具体治法而立的，有较强的条理性、严谨性，重要的是掌握基础方的组方思路，活学活用，但对于现代医学研究的新方验方，陈老也主张效则可取，并不拘泥于处方。而加减用药主要包括三个方面的内容：一是从证候或症状而来；二是从药理而来；三是从"治未病"而来。所加药物应尽量使用功效全面，能从多种途径辅助治疗的中药，同时也要借鉴现代药理研究成果，但用药要避开相反相畏，且尽量不妨碍主要立法，疗效评价原则上应采用双重标准，即西医的以检测指标改善为主的疗效标准和中医的以症状、证候缓急为主的疗效标准，避免片面夸大疗效。

总之，陈老治病，不会对现代科学的诊断的先进性置之不理，只片面追求纯中医的治疗，陈老一生治病谨慎，从医多年未有半点纠纷，治疗疾病中西结合，辨病辨证相得益彰，深受患者尊重，也是我辈行医的学习榜样。

二、预防养生，调摄心理

在这方面，陈老指导我们学习《素问·四时调神大论》中的"是故圣人不治已病，治未病，不治已乱，治未乱，此之谓也。夫病已成而后药之，乱已成而后治之，譬犹渴而穿井，不亦晚乎"。"未病先防，既病防变"是中医治疗思路的特点之一，在临床应用过程中，陈老亦十分注重从"见肝之病，知肝传脾，当先实脾"等理论的应用，到未病先防，嘱患者应注重平时的饮食禁忌及作息习惯，以增强体质，减少发病机会。从陈老的处方用药中可看出，他在治疗原发病的同时，十分重视预防并发症的发生，并揉养生于一体，使养、防、治三者兼顾，并指导患者进行饮食、运动疗法及生活中应该注意的事项，临床远期疗效较好。

陈老在对患者的诊治过程中，十分注重对患者的心理分析和心理调整治疗，不仅是患者，而且我们也感到随陈老出诊在精神上是一种享受。他指出早在2000多年前，《内经》中即对心理因素在疾病的发生、发展及治疗的作用有详细的论述，肯定心理治疗的作用。如《素问·上古天真论》"恬淡虚无，真气从之，精神内守，病安从来"。《素问·生气通天论》谓："风者，百病之始也，清静则肉腠闭拒，虽有大风苛毒，弗之能害"。《素问·疏五过论》特别强调"诊有三常，必问贵贱，封君败伤，及欲侯王。故贵脱势，虽不中邪，精神内伤，身必败亡。始富后贫，虽不伤邪，皮焦筋屈，痿为挛。"《灵枢·上膈》认为在针熨治疗大痈、痈溃后，配合适当护理，调节饮食起居，勿犯禁忌，以免致病因素再伤内脏，同时在精神上清心寡欲、安静平和，就能使气机正常运行。《内经》提出的"精神不进，志意不治，故病不可愈。得神者昌，失神者亡"，"精神内伤，身必败亡"等论点都说明在一定的范畴内《内经》把心理因素放到了重要的地位，这些内容对现代医生心理学亦有重要的参考价值。

从上面的内容可知，《内经》中有十分明确、精当、丰富的心理治疗内容，说明心理治疗学肇始于《内经》是有根据的。《素问·移精变气论》篇在讨论治疗时，主张"闭户塞牖，系之病者，数问其情，以从其意。"移精变气即现代所谓的心理疗法，又称情志疗法，中医素来重视情志疗法，《灵枢·师传》也有类似的论述："人之情，莫不恶死而乐生。告知以其败，语知以其善，导之以其所便，开之以其所苦，虽有无道之人，恶有不听者乎？"强调医生在诊治疾病时，既要有一个良好的环境又要求医生精神集中，对患者同情、关心和耐心。并指出可通过观察患者精神状态来判断疾病预后，"得神者昌，失神者亡。"《内经》在心理治疗方面，提出了治疗方法和内容。《灵枢》尤其强调通过患者的心理因素来战胜疾病。还可由医生依据疾病的表现，分析病因病情，告诉患者疾病的由来及转归，以改变其精神状态，达到治疗目的。

陈老向来注重心理疗法，来帮助患者纠正行为和改变认识，提高了药物的临床疗效。在这点上，我们的体验尤为深刻。每次问诊，陈老都要询问患者是否有精神及心理因素，有时在询问过程中就十分注意察言观色，有策略、有技巧地询问。并在询问中开始针对性地或"旁敲侧击"或"一针见血"地调整患者的心理状态。一走进诊室，就如同一股柔和的春风迎面扑来，让人感到心情舒畅，如同见到情投意合的亲人一样，患者能够毫无顾虑地畅所欲言，对陈老产生充分的信任感，并树立战胜疾病的信心，积极配合治疗。陈老不仅通过语言，而且通过身体语言，向患者传达一种关爱。向前俯身、仁爱的目光、轻轻地拍抚，小心地搀扶等，都体现了一个目的，均是在对患者的诊疗环境和诊治方式上透出对其心理状态的关切。他指出，医生给病者分析病情，说明禁忌，让其趋利避害，这也是心理治疗的一个方面。对于一些养尊处优、膏粱粱味的达官贵人们，应根据他们的心理、习性特点进行询问、分析。陈老针对当前越来越多的大腹便便的官员们、老板、白领们，总是直截了当但又充满爱意的，以一位长者的口吻劝告患者如何改正不良的生活方式，建立良好的健康的生活观念。对偏食挑食的儿童，陈老也常会形象的诱导患者应该如何均衡饮食。

我们也在跟师学习过程中，实实在在地从陈老身上学到具体如何从望、闻、问、切开始，贯穿在处方用药、饮食起居精神调摄，以及疾病的康复与预防等诸方面对患者进行心理治疗。而且也确切地体会到为什么那么多患者不余遗力地将陈老介绍给他们患病的亲朋好友，而陈老也总能一一说出许多年前的患者的关系和朋友的名字，那是因为，他心里装着这些患者，他是以心与心交流，以心换心，不仅治病，而且医心。我们也从陈老身上领悟到，不仅要从经典、从书本上了解知识，更要运用到实际工作中，才能学以致用，才能最大程度上发挥知识的作用。

三、食药互补，善用药引

早在《伤寒杂病论》中就已经有了药引的记载，如桂枝汤中的姜、枣即是使用药引的典范，但后来很长一段时间并无药引的概念。开始大范围使用药引是在宋代，当时官方设立了"医药和剂局"和"惠民局"，药局的产生特别是第一部成药典《太平惠民和剂局方》的颁布，直接促进了成药的发展，也促使药引得到广泛使用。据有学者统计，宋代的《太平惠民和剂局方》所载788种中成药中，几乎每一种都记述了应配伍引药的内容及服用方法，涉及中药达90多种，成为中成药与引药配伍应用的典范。如八正散用灯芯可以导热下行；失笑散用醋调服，引药入肝经，同时对瘀血疼痛有效。金元以后，医家习惯在煎好的药物中加入或用药引来煎煮中药，到明清时期应用药引已比较普遍。元代名医王好古在论述牵牛子时就指出该药"以气药引之则入气，以大黄引之则入血"。清代龙之章也指出："大药引子甚是得力"，"治病引子最为先，引子便是先锋官。先锋如硬实，他自打敌前……好似乌骓马，全在霸王去著鞭。又如青龙刀，全在关帝去传宣。幸当用药时，不妨此笔添"。龙浚川补充说："自古用兵最重先锋，取能冲阵开路，直捣敌巢。用药如用兵，此言大药引子亦如是也。不得谓其大而减之"。清代汪昂介绍自己的著作《汤头歌诀》的特色时指出，该书"药味药引，俱令周明"。《汤头歌诀》流行至广，影响至深。从中可以推想清代时药引已经极为普遍使用。

现今，年轻的中医师处方用药大都不太注意药引的作用，然有些药引不但确实有效，而且能成倍地提高药物的治疗效果。有些药引应用后，或可突出药物的某些特长，或可增强方药的药理作用，或可解除方药中某些药物的毒性，或起引经的作用，引诸药直达病所等等。药引虽然不是方剂中的主要药物，却往往起着画龙点睛的作用。药引的种类繁多，一般都具有药源丰富、质地新鲜的特点，中药店不易保存，或者不必保存，因此大多由患者自备，在煎药时加入即可。这些药引多是日常生活中可以见到的药品或食物，如生姜、大枣、大葱、黄酒、茶叶、梨等。其药性多平和，在用量方面多不必精细至克，而是一个大概的量，如生姜三片、大枣5枚、梨一个等。陈老喜用且善用药引，几乎每个方剂中都有药引。

在跟随陈家礼老先生学习过程中，常听见有患者询问一些有关饮食方面的问题。并且陈老治病也非常重视食疗、药疗互补，常用一些看似简单的食物配用。一方面让患者能够得到一些保健常识，另一方面更增加了患者对中医的信任感，进而促进药效的发挥。如妇人心烦不寐常嘱咐患者用小麦仁熬粥安神补心；患者脘腹痞满、湿浊中阻，常嘱用豆腐皮食疗，取大豆花卷之意健脾利湿；患者小溲不利，常嘱用赤小豆煮饭，利湿通淋。这些食物即可食补又可起引经作用。

在处方用药中，陈老非常注重引经药的应用，他指出，引经与通常意义上药物归经相互联系却又有本质上的不同。药物归经是指药物对人体经络脏腑具有选择性作用，每一味中药也都有一定的归经，如黄芪归脾、肺二经而补气；枸杞子入肝、肾经，补阴血。引经药则不但能归某经，而且还能引导和带动其他药物进入某一经络、脏腑而共同发挥药效。如葛根归脾胃经，又为足阳明经的引经药，凡病在阳明胃经均可以此药引导其他药物进入该经以治疗。因此，每一药物虽都有归经作用，但只有能引导进入

第五章　陈家礼治病精要

某经的才算是引经药。陈老所用引经药物，不单单是指有明显药物作用的药品，而更多体现在一些看似微不足道的甚至近乎食品的药品，即老百姓的所谓"药引子"。

1. 常用的药引

（1）**生姜** 是陈老最爱用得药引之首。因陈老治病多喜顾护脾胃，一般治疗脾系疾病时，多以生姜配大枣为引，起健脾护胃作用。有时其他肺系咳喘，也以生姜作引，起健脾化痰作用。甚至一些攻下方剂中也用生姜，旨在顾护脾胃，以防克伐太过伤中。

（2）**大葱** 是陈老治疗过程中又一常用药引，而且由于所致病种不同，分别选取不同的部分作药引。用于外感疾患多用葱白部分，取其辛温散寒之性以助宣通肺卫之力。用于胸痹诸疾时，多选用葱管一段，取青葱管三支，且最好是开花的葱管最佳，去其温阳通络之性，以助瓜蒌、薤白等宣痹通络散寒止痛。

（3）**大枣** 也为最常用的药引之一，常与生姜相配用于顾护脾胃，有时也单独使用，用于妇人补血。

（4）**大蒜** 多选紫皮蒜用于治疗夏秋腹泻。

（5）**荷叶** 多用于治疗湿浊阻滞中焦，胸膈痞闷者。

（6）**赤小豆** 用于夏季湿邪中阻，见苔白厚腻者，取其利尿除湿。

（7）**黑木耳** 用于治疗高血压病，用于引药入血，治病求源。

（8）**梨** 用于治疗咳嗽咽干，所兼用其皮，多需梨皮同入，起清润肺金、利咽止咳之效。

（9）**豆腐皮** 类大豆黄卷。用于治疗湿着中阻之疾，起化湿健脾之效。

（10）**茶叶** 用于治疗风邪所致头痛。多用清茶一撮，一般用花茶或绿茶，不用红茶。

（11）**黄酒** 多用在治疗风湿痹痛诸症，也用于治疗胸痹诸疾。常用黄酒一盅为引，取其温通散寒止痛之功。

（12）**鸡蛋内皮** 即凤凰衣。多用于治疗咳嗽、喑哑的患者。

（13）**七星猪蹄** 多用于产妇下乳汁用，也可以煎汤代水与中药同煮。

（14）**胡桃肉** 用于补肝益肾纳气，常用在哮喘方中。

2.药引的作用

（1）**引药入经，直达病所** 药引多含有引药入经之意。如：黑木耳，中医认为黑者入肾，黑木耳滋阴润燥，主入肾阴，陈老多用此作为治疗肝肾阴虚火旺之证的引经药。如白某，男，30岁，2009-10-27就诊，诉间断性头晕2个月余，中午明显，伴耳鸣，寐差，舌质淡，苔薄白，脉弦细，患者高血压病2年。陈老认为治当滋阴，平肝潜阳。处方如下：生地黄15g，当归12g，赤芍9g，白芍9g，钩藤9g，丹参12g，天麻9g，白茅根30g，益母草30g，桑叶15g，菊花15g，罗布麻9g，地龙9g，夏枯草12g，远志12g，石决明12g，怀牛膝9g，黑木耳3g。5剂水煎服。在此陈老云，3克黑木耳，性味甘、平，协同牛膝滋阴，引火归原。

青葱管《医林纂要》曰："葱，陶氏谓白冷青热，此却不然。但全用则行通身，根与白行肌肤，青与尖专行达肌表，上头目"。张寿颐："若单用青葱茎，则以疏通肝络之郁滞，与葱白专主发散不同"。陈老认为葱白辛散力强，多解表发汗，青葱管多疏络通阳。可作为治疗胸痹的药引。酒，性辛、甘、苦、温，功效：通血脉，行药势。主治风寒痹痛、筋脉挛急、胸痹、心痛、脘腹冷痛。清代张景岳《资蒙医经》曰："酒入经为引者，取其活血行经"。陈老多用黄酒一盅作药引，治疗风湿痹证，无论寒热，因其辛散走络活血，对肢体经络病均可用之。对胸痹、心痛，也可用之，如栝蒌薤白白酒汤、炙甘草汤，皆用酒煎煮。

（2）**增强药效** 陈老认为药引可协同方剂，有增强药效之功，一般多为佐使药。如治疗风寒感冒，常用葱白作药引；治疗头痛，可用清茶为引，茶，苦凉，有清上降下，清利头目的作用，川芎茶调散即为此类；在治疗燥咳时，可以鲜梨为引，陈老多用鲜梨一个切片入药为引；治疗喑哑，陈老常用凤凰衣作为药引。豆腐皮，陈老多用之代替大豆黄卷，其味甘、淡、平，有解表祛暑，清热利湿作用，治疗湿阻病多用。治疗某些疾病时，药引甚至可以作为一个方剂中的君药出现。例如，鸡苦胆是治疗百日咳的要药。猪胆汁作为主要药，配伍藿香治疗鼻渊；大定风珠、阿胶鸡子黄汤中，鸡子黄为君药滋阴养液，息虚风。小建中汤中的饴糖30g（陈老多用红糖代之），温中补虚、缓急止痛。

（3）顾护脾胃　脾胃是水谷之海，后天之本，人的精气，均靠脾胃运化取汁而成，服药不得损伤脾胃，药引可辅佐之。同样，药物的运化吸收，也有赖于脾胃的昌健。陈老在治疗脾胃病时，常合用生姜、大枣。生姜，辛散温通，可温中止呕；大枣甘温，补中益气，二者合用辛散运脾生津，一散一补，使药力得行，补脾胃，行药力。例如，陈老治疗反流性食管炎，症见恶心、嗳气、纳差、烧心，舌淡苔白腻，脉濡者，方常用香砂六君子汤加减再用姜、枣为引。对痰浊中阻者，则只用生姜，以使脾胃得生姜之辛散，可使药物得以运化。不用大枣，因其为痰湿之病，用甘温之大枣则碍胃。小柴胡汤，世人多知柴胡、黄芩功效，而生姜、大枣忽略不用，陈老认为，姜、枣虽为药引，但不可不用。因为少阳证是邪从太阳传入少阳，源于正气本虚之故，用姜、枣和胃补胃，可使胃气得复，正气生则驱邪有力。服药以不损脾胃为要，如粳米，有益胃生津之效，在白虎汤、竹叶石膏汤中用之，可防止苦寒伤胃，同样泻白散中也用粳米，以养胃和中，以防伤正。

（4）和缓药性　方剂组方，除了主次分明、全面兼顾外，尚需扬长避短，因此有佐制药之说，即用药以消除或减弱君臣药的毒性，或能制约君臣药的峻烈之性。如十枣汤，以大枣为药引，来制约甘遂、芫花的毒性。桂枝汤中，大枣甘缓，滋脾生津，防止桂枝辛散伤阴，配伍做到了补散结合，发中有补，散中有收。同样，在治疗外感病中，陈老也常用生姜、大枣为药引，以仿桂枝汤药用之意。

《医述》《医学阶梯》中指出了药引在汤剂中的作用，"汤之有引，如舟之有楫"，并提出"古人用汤，必须置引"。陈师对药引有深刻的认识，他认为"药引子"可以说是有化学中的"催化剂"作用。除有上述作用外，还有矫味作用，如有些药物口味难咽，常以红糖或冰糖为药引，以减轻异味。总之，据药引性味不同，在方中的作用可以是多方面的，不能孤立地看待。药引虽多为食品，但可协助药物，使其有效地发挥药物的正作用，避免药物的不良影响。事情虽渺小但不可不重视，合理使用药引，可起到事半功倍之效。

四、注重脾胃，善除湿浊

陈老认为，社会生活形态对人体的五脏六腑、阴阳气血均有直接影响。中医学整体观，不仅体现在发病学中气候变化与人体的关联性，人体各脏腑功能的生理、病理的相互影响，还应体现在社会与人个体生命活动的相互影响。陈老认为，现代社会条件下，之所以"湿阻"症增多，缘于现代人饮食结构的变化。20世纪六七十年代，人们生活水平低下，尚不能解决温饱，饮食不洁，饮食无规律，病及脾胃，则致脾胃亏虚、胃失受纳、升降失司。而现代社会中，社会安定，饮食无忧，人们过饮、过食、恣食肥甘辛辣厚味等，因而日久致脾胃不堪重负，脾失运化，痰湿内生，或蕴生内热，湿热阻滞，气机升降失司。

陈老认为：人之生在于肾，人之生亦在于脾（胃），此即先后二天，无论何脏何腑，其功能的正常发挥，皆不能离后天脾胃运化的水谷精微的滋养，失其养则衰，得其养则盛壮，元气充沛，百病无所由生。正如李东垣《脾胃论·脾胃虚实传变论》亦云："元气之充足，皆由脾胃之气无所伤，而后能滋养元气。若胃气之本弱，饮食自倍，则肠胃之气既伤，而元气亦不能充，而诸病之所由生也"。湿分内外，感受雾露雨溉，病在表者为外湿；过食肥甘生冷，脾不运化所生者为内湿，在病位总不离脾胃、三焦。湿之由生在于中土，其治亦从中土，无分化、利二法，轻者仅在中焦用化，较重者累及下焦用利。

1. 化湿

湿为阴邪，其性黏滞，药宜香燥，可分两种：一种为芳香化湿，用于湿阻轻证；另一种为苦温燥湿，用于湿浊较重证候，总为化湿。若湿与热合，则为湿热，如油入面，难解难化，宜分其轻重，或以清热为主，或以化湿为主，或两种并重，皆属"清化"。

（1）芳香化湿

适应证：胸脘痞闷，饮食呆减，口淡，苔白腻等。

常用药：藿香、省头草（佩兰叶）、厚朴花、陈皮等。

芳香化湿药比较平淡，临床经常使用，但从所学尚未找到一成方为例。此法颇切实用，无论外感、杂病，常伴见一些湿象，由于湿邪轻浅，既不虚燥，又不能利，只可清香芳化，倘若视而不见，微湿不去，影响气机和消化功能，则湿愈聚，病必缠绵，故芳香乃治湿之第一步。证之临床，此法鲜见单独用者，往往于他法中加入一二味。

（2）苦温燥湿

适应证：纳呆，脘腹胀闷，大便不实，舌苔白滑或有两道白涎等。

常用药：苍术、厚朴、干姜、砂仁、茯苓、草果等。

芳香化湿（或其进一步之香燥化湿），适用湿阻于胃，而本法则偏重于脾。胃湿多由湿邪暂郁，稍事芳化，其滞即解；脾湿多由中阳虚弱，不能健运，必须温化。脾属阴、胃为阳，脾湿多偏于寒，胃湿易于化热，这是法中之细微处，必须详加分辨。因此，陈老常合以香砂六君、理中辈，以标本皆顾。

本证中陈老常选用吴鞠通三仁汤加减为治。陈老曾说："湿为阴邪，自长夏而来，其来有渐，且其性氤氲黏腻，非若寒邪之一汗而解，温热之一凉而退，故难速也……惟以三仁汤轻开上焦肺气，盖肺主一身之气，气化则湿亦化也"。陈老认为，此证若要缩短疗程，须使湿邪先去，用药上可选择：①黄连，药兼两性，苦能燥湿，寒则清热；②菖蒲，辛香化湿，而无湿燥伤阴之弊。三仁汤法之宣畅气机，清利湿热；温胆汤法之清胆和胃，化湿除痰；除湿汤（平胃散加藿香、半夏、茯苓）之香燥化湿。

此外，陈老在对湿阻的治疗中，很少使用大剂苦寒攻伐燥湿之品，即便使用黄连，也是依舌象脉象，见湿热并重或热重于湿者，方用3～6g。具体临证时，尚须结合全身病症舌脉，辨证论治，以遣方用药。

2. 利湿

关于此法，金元四大家之一的李东垣曾说："治湿不利小便，非其治也"。湿由中焦流于下焦，浸不归于膀胱而化为水湿流于肠腑，则小便为之不利，大便为之稀溏，后世将此法扩为"利小便以实大便"。其精神并非为利小便，而在于给湿邪以去路，故此法亦常与化湿法结合运用。

适应证：小便不利，大便泄泻等。

常用药：茯苓、泽泻、车前子、大腹皮等。

总之，治湿总不离脾胃，用药须分三焦，临证中诸法实难截然分隔，多是数法合用。

综上所述，陈老认为，当代社会人们的饮食习惯、生活方式等，易导致脾胃运化失常，痰湿内阻于中焦，并阻滞气机，形成湿阴病症，治疗当以芳香化湿，醒脾和胃，调理气机为法，用药当轻灵，勿过用苦寒重伐之品。

五、调理气机，巧治诸病

调理气机是祖国医学独特的一种治疗方法，它是一种通过调整脏腑功能，而使疾病痊愈的方法。陈老在临床治疗中，常用调理气机法，不仅可治疗诸多因情绪精神因素而治的疾病，而且对于许多脏器功能性疾病，神经紊乱而致的疾病也可收到很好的疗效。具体可用于以下几个方面：

1. 宽胸理气法

胸居上焦，内藏心肺。心主血脉，与气的功能有密切的关系。血属阴，赖阳气运行，气行则血行，气滞则血凝，血随气行，气为血之帅。胸中阳气不振，气血运行失调，血脉痹阻，则出现胸闷、胸痛、喜叹息、甚则发生心绞痛等诸疾。常用药物有：厚朴花、玫瑰花、佛手花、桔梗、瓜蒌、薤白、枳壳、郁金、旋覆花等。

2. 理气解郁法

胁居两侧，为肝胆之分野。肝主疏泄，性喜条达而恶抑郁。若因情绪不舒，气机郁结，疏泄不利，则发生一侧或两侧胁胀胁痛。常用药物有：柴胡、青皮、陈皮等。

3. 调和胃气法

胃居中焦，职司受纳和消化水谷。胃气主降，以下行为顺，以通为补。胃失和降则出现胃胀、胃痛、纳谷不香；胃气上逆还可以引起恶心、呃逆、呕吐等，常用药物如：陈皮、枳壳、桔梗、香附、乌药、旋覆花等。

4. 下气消胀法

临床用于治疗下腹部气机不调。因其部位在下，以因势利导使胀气得以下行。常用厚朴、枳实、莱菔子、木香等，治疗肠胀气、肠梗阻等疾病，也可根据肺与大肠相表里，治疗肺气上逆咳喘。

5. 妇科疾病

妇女月经病虽多表现为血证，但血脉之运行，依赖于气。血为气之母，气为血之帅，血病多由气，气病可及血，气滞血瘀可引起痛经、闭经等。临床观察，单纯治血不如气血两通。治疗时常在活血药中加入理气药，可加强活血效果。若证属情绪不舒、肝郁气滞所引起者，更应着重调气。常用药物有：香附、青皮、陈皮、柴胡、乌药，乳胀者加瓜蒌、郁金、玫瑰花等。慢性盆腔炎加橘核、荔枝核、川楝子、香附等。另外，也可用于男性疝气、睾丸肿痛等。

6. 其他

治疗肾炎水肿，在利尿药中加一、二味理气药，可增加利尿效果。因气行则水行，气机通调则水液排泄通畅；治疗泌尿系结石加用理气药，不仅能使痉挛缓解，迅速止痛，并可促使结石下行排出。治疗胆道蛔虫用理气法，可解除胆总管括约肌痉挛，缓解疼痛而有利驱虫。

总之，调理气机贯穿于临床治病的各个过程中，值得进一步研究。

六、治疗肺疾，紧抓痰咳喘链

肺系疾病主要指病位在肺的疾病，肺系疾病主要涉及咳嗽、喘症、哮症、肺痈、肺痿、肺胀、肺痨等病种。其中肺痈、肺痿、肺胀，多在前几种疾病的基础上反复发作，迁延日久所致，故肺系疾病主要以咳、痰、喘为主症，病久会逐渐出现胸部膨胀、喘息不得平卧、唇甲发绀、水肿、咳血和痰的性状的改变等一系列病症。

陈老在日常门诊中，肺系疾病为多发病、常见病，占有相当大的比重，尤其在冬、春季节发病率较高，经常会有长期服用西药、抗生素等治疗，效果不佳的久咳、喘、哮及肺胀等患者前来就诊。在对这些患者进行诊治时，陈老多次提到要特别注意抓住三个字"痰、咳、喘"，抓住肺失宣降，痰湿内阻的两条关键线索，只有这样才能辨清整个肺系疾病的特点。

肺系疾病中，喘（哮）乃各种病邪阻塞气道，使肺失宣降呼吸不利所产生的病症。咳嗽为邪阻气道，肺失宣降所导致的祛邪外出的一种生理性反射。无邪不咳，有邪必咳，邪祛咳停。其中"邪"包括外来的六淫之邪，也包括因内在的脏腑功能失调，而产生的痰、寒、热、瘀等病理产物。

"痰"包括有形之痰和无形之痰，其中有形之痰为脾胃功能失调所生之痰，即"脾为生痰之源，肺为贮痰之器"之意。痰既为病理产物，又为导致疾病进一步发生发展的原因。无形之痰，多指风痰，多为顽疾怪症以及肝风扰动挟痰所致。痰邪不除，贮肺日久，既可从阳化热，又可从阴化寒，转化为痰饮，阻塞气道或水饮凌心，导致肺胀、悬饮等病症；痰涎贮肺日久亦可出现咳吐痰涎、肺叶枯痿，而致肺痿；痰热贮肺日久，肉腐成脓，使患者咳吐大量腥臭脓痰，甚则咳血，出现肺痈。

因此，对于肺系疾病的治疗，应抓住肺气宣降与痰邪内阻两条关键线索，由于咳与喘乃肺气宣降失常之征，因此对咳与喘的治疗应首先抓住"气机"这个关键，注意药物本身的升降浮沉特性。对疾病之初起由外感六淫之邪所导致的肺系疾病，首先应祛邪外出、宣发肺气，切忌使用沉降之品，尤其不能使用制止咳嗽的药物，敛肺止咳的收涩药，更是唯恐避之不及。咳为致病因素刺激气道导致的一种生理保护性反应，因此只要有邪从外而入，只要有痰、瘀、热等病理产物的存在，就会咳嗽不止，就不应强行止咳。而对那些年老体弱的人或年幼不会咳嗽的儿童，还应鼓励其咳嗽，以助于祛邪外出，有利于疾病的好转。因此，对于咳嗽的治疗，初期应首先宣肺、祛邪、化痰，也就是说强调去除病因以宣发肺气。对于久咳的患者，需注意分析本虚与标实之间的比例关系。正气亏虚是久咳患者的发病基础，正虚邪恋是久咳难愈的关键，因此在治疗上不仅要祛邪、宣发肺气，更重要的在于固本扶正，调整好补虚与祛邪的关系，因人、因时、因证制宜，确定正确的治疗方案，这样才能对久咳以及其他重症肺系疾病的病人从根本上达到治疗目的。

对于痰的治疗，需要分清痰的性质与痰液产生之源，从而针对性地确定治疗方案。其中痰的性质有寒痰、热痰、燥痰、湿痰、风痰等不同，因此治疗时也应该分别采取温化寒痰、清化热痰、润肺化痰、燥湿祛痰、息风祛痰等不同的治疗方法，选择不同的方药辨证论治。治痰过程中不仅要祛现有之痰，还要特别注意杜绝痰液产生之源，治病求本，这样才能标本兼治，达到最佳治疗效果。

对于喘的治疗，不仅要注重肺脏本身的病理变化，更要注重心、肾、肝、脾等脏腑与喘的关系。另外要注意喘症的病因，除了有六淫之邪外，痰邪的病因还有可能有瘀，应该根据病情进行辨证论治，方可达到很好的效果。

总之，肺系疾病的辨证治疗，只有抓住痰、咳、喘三大主症，及肺气宣降与痰湿内阻两个主要病理基础才能标本兼治，此充分体现了中医对肺系疾病的治疗特点。

七、"黄芪桂枝五物汤"，除治诸痹良方

"黄芪桂枝五物汤"乃《金匮要略》之名方，主要药物组成有：黄芪、桂枝、当归、生姜、大枣，为血痹肢体麻木而设。陈老诊病遣方用药中，常以黄芪桂枝五物汤为主，在此基础上加减治疗痹症疼痛麻木。配以防风、防己祛风除湿；赤芍、白芍养血活血、丹参、鸡血藤养血活血通络，伸筋草舒筋活络，川芎祛风止痛，细辛温经止痛为基础方再结合临床加减，阳虚甚者加附子温阳散寒；肾亏膝软者加川怀、牛膝补肾壮骨；血瘀明显者加桃仁、红花等活血化瘀；风湿偏重痛甚者加威灵仙祛风湿止痹痛；风邪偏甚者加羌活、独活祛风通达四肢；湿邪偏重者加苍术、白术健脾除湿。或酌加丝瓜络等以络通络之品来治疗肢体麻木酸软乏力、腰腿、关节疼痛疾患，疗效颇佳，屡试屡验。概黄芪有补气护卫之功，"气为血帅"，"气行则血行、水行"，其他活血、除湿之品多赖以其发挥功效。桂枝为温通之物，古有"通则不痛"之说，故以为主。

八、加用"血分"诸药，缓解高血压病

高血压属中医"眩晕"范畴，虽然本病的发生原因及治疗论述颇多，有主风火、主痰湿、主虚之说，但陈老治疗时，多喜加用血分药物。临症常以生地黄、当归、赤芍、白芍、丹参养血活血为要；并加用怀牛膝平补肝肾；钩藤、天麻平肝息风；生龙牡重镇息风、天竺黄祛痰息风等为基础方。配用山楂、泽泻健脾消食，且起降脂、降压之效，并多选用黑木耳为引。概陈老认为高血压病之因，多责之于肝，遵《素问至真要大论篇》"诸风掉眩，皆属于肝"，而肝为阴脏，主藏血。血压偏高者，多为风邪偏甚之象。因又有"治风先治血，血行风自灭"之说，故多以入血分之品直达病所。且陈老认为：白木耳有补气之功、黑木耳有补血入血分之效。故选黑木耳补肝益肾，引药入肝。临证加减，多显神效。

九、健脾除湿止泻，首推"香砂六君"

"香砂六君子汤"为补气健脾之首方四君子汤加陈皮、半夏、木香、砂仁、生姜、大枣而成，原方主治脾胃虚弱，运化乏力。有益气补中、健脾养胃之功。陈老喜用"香砂六君子"，盖认为脾喜燥恶湿，湿邪常易阻滞气机，故在四君基础上加木香、砂仁醒脾助运，陈皮、半夏健脾燥湿。治疗脾胃虚弱，湿邪阻滞，而致肠鸣、腹泻等脾胃虚弱诸疾，疗效颇佳。尽管临床泄泻之因有感受外邪、饮食所伤、情志失调、脾胃虚弱、肾阳虚衰诸因，但陈老认为脾虚湿胜为导致本病发生的根本因素，无论外邪中湿邪、饮食寒凉及情志所伤兼因脾胃虚弱而起，所谓"邪之所凑，其气必虚"，正如《景岳全书·泄泻》所谓"泄泻之本无不由于脾胃"。临症中对由饮食寒凉之物损伤脾土，或由劳伤脾胃，或由忧思伤脾所致肠鸣腹泻、纳谷不香、脘腹痞满者，多投以香砂六君子加减化裁治疗。

十、扭转枢机多用"小柴胡"

和解少阳之法，专为少阳胆经而设，症见口苦、咽干、目眩、往来寒热、胸胁苦满、心烦喜呕、默默不欲饮食、脉弦等，代表方为"小柴胡汤"。其中口苦、咽干、目眩、胸胁苦满为少阳胆经郁热之象，心烦喜呕、默默不欲饮食为胆病及肝，肝胃不和之症，均为肝胆本经自病之症。而往来寒热为外邪伏匿半表半里、正邪交争之表现。陈老治疗外感疾患，发热不高而时有恶寒，或病起数日，病邪黏缠不去者，多以"小柴胡汤"为主扭转枢机，加桔梗、豆豉，清宣利咽引邪外出，陈皮、半夏顾护脾胃阻邪内侵，结合临证加减治疗外感发热恶寒等病证，往往得心应手。

十一、"归脾"养心巧治不寐

不寐亦称失眠，或"不得眠"、"不得卧"、"目不瞑"，是指以经常不能获得正常睡眠为特征的一种病证。轻者入寐困难，有寐而易醒，有醒后不能再寐，也有时寐时醒等，严重者则整夜不得入寐。《景岳全书·不寐》对形成不寐的原因作了精辟的分析："不寐虽病有不一，然唯知邪正二字则尽矣，盖寐本乎阴，神气主也。神安则寐，神不安则不寐；其所以不安者，一由邪气之扰，以由营气之不足耳。有邪者多实，无邪者皆虚"。陈老临证时发现，邪实所致不寐，多有明显诱因，且常以邪实所致其他临床表现为主，因不寐时短，患者常多未以为苦，故以不寐就诊者甚少。而因虚所致不眠患者多伴心悸，常常因不寐时久而苦不堪言，再者其他虚衰之症则因病起缓慢，而习以为常。故以不寐为主就诊者，虚者十具其八九。随陈老临症治疗"失眠"、"心悸"时，多用"归脾汤"健脾益气，养血安神。且并用龙牡重镇安神；小麦除烦安神；丹参养血活血使补而不滞，共起安神定悸之用。

十二、升降清上降下，疏风散邪止痛

头痛为临床常见的症状之一，《素问·风论篇》有"脑风、首风"之名，把头痛责之于外来风寒之邪，《内经》认为，六经病变皆可引起头痛。头痛病因虽有外感和内伤之分。但内伤头痛，如血虚、肾虚、痰浊头痛多伴眩晕昏蒙，甚则以晕为主，且多为年老、体弱者。瘀血头痛则多有外伤病史可辨。随陈老临证时，所见头痛患者多以外感为主。外感头痛每因风邪致病，多属实证，治以疏散风邪为主，"川芎茶调散"为治疗风邪头痛的主要方剂。方中川芎善治少阳、厥阴（头顶痛或两侧痛），羌活善治太阳经头痛（后头牵连项部），白芷善治阳明经头痛（前额部），均为主药；细辛、薄荷、荆芥、防风辛散上行为辅，疏散上部风邪，协助上述诸药，以增强疏风止痛之效。甘草调和诸药，清茶调下，取茶叶苦寒清上而降下，可防上药过于温燥、升散，使升中有降。诸药合用，共形成疏风邪、止头痛之功，再结合临床进行加减。

十三、诸法合用妙用，善除"胸痹"顽疾

"胸痹"，又名心痛"、"真心痛"、"心络痛"等，西医常与冠心病对应，

临床可见胸部闷痛甚则胸痛彻背，短气，喘息不得卧。轻者仅感胸闷如窒，呼吸欠畅；重者则有胸痛，严重者心痛彻背，背痛彻心。

陈老认为本病的发生多与寒邪内侵，饮食不当，情志失调，年老体虚等因素有关。其病机有虚、实两方面：实为寒凝、气滞、血瘀、痰阻，痹遏胸阳，阻滞心脉；虚为心、脾、肝、肾亏虚，功能失调。在本病的形成和发展过程中，大多先实而后致虚，亦有先虚而后致实者。但临床表现中，多虚实夹杂或以实证为主，或以虚证为主。

1. 胸痹的病因病机

（1）寒邪内侵，素体阳衰，胸阳不足，阴寒之邪乘虚侵袭，寒凝气滞，痹阻胸阳，而成胸痹。

（2）饮食不当，饮食不节，如过食肥甘生冷，或嗜酒成癖，以致脾胃损伤，运化失司，聚湿成痰，痰阻脉络，则气滞血瘀，胸阳失展，而成胸痹。

（3）情志失调，忧思伤脾，脾虚气结，气结则津液不得输布，遂聚而为痰；或郁怒伤肝，肝失疏泄，肝郁气滞，甚则气郁化火，灼津成痰。无论气滞或痰阻，均可使血行失畅，脉络不利，而致气血瘀滞，或痰瘀交阻，胸阳不运，心脉痹阻，而发为胸痹。

（4）年迈体虚。胸痹多见于中、老年之人，因年过半百，肾气渐衰，如肾阳虚衰，则不能鼓舞五脏之阳，可致心气不足或心阳不振；肾阴亏虚，则不能滋养五脏之阴，可引起心阴内耗。心阴亏虚，心阳不振，又可使气血运行失畅。凡此均可在本虚的基础上形成标实，导致气滞、血瘀，而使胸阳失运，心脉闭阻发生胸痹。本病的发生多与寒邪内侵，饮食不当，情志失调，多年来体虚等因素有关，病机总属本虚标实之证，多虚实夹杂。胸痹早期，多以标实为主。标实虽有阴寒、痰浊、气滞血瘀的不同，但三者常常互为因果，终致胸阳失展，心脉痹阻，不通则痛，发为胸痹。本虚虽有气、血、阴、阳不同，但常常为胸痹后期的突出表现。一般在门诊救治的患者，多仅以胸部憋闷为主要表现，常以标实为主。

2. 鉴别诊断

本病应与痰饮病、胃脘痛、真心痛等进行鉴别。

（1）**痰饮** 痰饮的胸痛与胸痹相似，但本病为胸闷痛，并可引及左侧肩背或左臂内侧，常于劳累、饱餐、受寒、情绪激动后突然发作，历时短暂，休息或用药后得以缓解；而痰饮病，常见胸胁胀痛，持续不解，且多伴有咳唾、转侧、呼吸时疼痛加重，肋间饱满，并有咳嗽、咳痰等肺系证候。

（2）**胃脘痛** 胸痹之不典型者，其疼痛可在胃脘部，故易与胃脘痛混淆。但胃脘痛多伴有嗳气、呃逆、泛吐酸水或清涎等脾胃证候，可予以鉴别。

（3）**冠心病** 西医称为缺血性心脏病，是由于冠状动脉粥样硬化造成血管狭窄、闭塞，影响冠状动脉循环血流，引起心肌缺血的一种心脏病。诊断冠心病需根据其临床症状和各项实验室检查资料，其中最肯定的客观依据是发现心肌有缺血表现，同时证明患者有冠状动脉粥样硬化阻塞性病变。检查手段包括：心电图、冠状动脉造影、放射性核素心脏显像、超声心动图、血清心肌酶等。

陈老治疗冠心病大多采取辨病辨证相结合的办法，在结合全身病症的辨证同时，常采用同病通用的治疗方法，选用活血通络、豁痰开痹结合，避免单一方法治疗。临证多选用治胸痹之代表方"瓜蒌薤白散"宣痹通阳合"冠心病2号"以活血化瘀为主，配郁金、菖蒲行气化痰开结。更巧妙地运用"温胆汤"一方面加强健脾化痰之功；另一方面用方中"竹茹"清热除烦之性，防诸药之辛香温燥太过伤阴耗气。诸药共凑则阴寒痰凝血瘀得祛，气机得畅，胸痹可除。更以生姜醒脾、青葱管宣通气机为引，相得益彰。

十四、注重卫气营血，辨治温瘟疫时病

近年来，随着全球气温的普遍升高，有关流行病的报道和统计不断见诸报端。最先是非典型性肺炎，接着是人感染猪链球菌病，然后是禽流感，今年又出现了乙型脑炎病毒感染。中医方面有关这类疾病的诊治，大多与温病

学有关，陈老1966年夏天曾在南京中医学院附属医院工作，对于温病的治疗，尤其是关于乙型脑炎的诊治，颇有心得，期间用卫、气、营、血辨证治疗患者300余例，中西医结合治疗，效果堪佳。

乙型脑炎早期临床表现常有高热、头痛、恶心、呕吐、身倦、乏力的症状，中到晚期可能出现神昏、谵语等热陷心包，及斑疹、抽搐等热甚动风症。

乙型脑炎治疗初期，单纯卫分证并不多见，常常表现为卫气并病，可选用银翘散合白虎汤加减治疗。热盛时白虎汤中石膏可用至250g，神昏者可采用鼻饲灌服。但也需顾护胃气，因人而异，不可寒凉太过。陈老曾见有用寒凉太过之人，每于药后即吐，不得其效，后改服平胃散获效。至中晚期，可能出现两种转归，或热入营血分，治以安宫牛黄丸、至宝丹、紫雪丹之类。高热惊厥偏盛者选安宫牛黄丸；痰热惊厥者选至宝丹；肝风内动者选紫雪丹。或表现为湿热之毒外泄之象，常见白㾦等症，多选用薏苡仁汤加减，以助清利湿毒，透邪外出。

此外，中医认为，西瓜也是补液治疗佳品，号称"天然白虎汤"。陈老曾经用3个西瓜救活一名乙型脑炎患者，堪称奇迹。乙型脑炎治疗后期可能出现声音嘶哑、双耳失聪等一些后遗症，常常需配合中医针灸治疗，可取得一定疗效。西医治疗该病，多用支持疗法、补液疗法。

总之，温病治疗，7天是关键。积极治疗多可获得良效。失治误治常常会危及生命，或遗留后遗症。单纯西医抗病毒治疗由于缺乏肯定疗效，或由于急功近利，选用大剂量激素退热或安定之类镇静药物，常常会引发其他严重后果，所以，在流行病的治疗中，积极推行中医药治疗，实为普救众生之法也。

十五、善除重病大病，辨证论治巧妙

人类伴随高新科技迈进21世纪，而癌症对于人民健康和生命的威胁依然器张，至20世纪末有1030万新患者，其中的710万人死于本病。我国每年新发病例约160万人，且呈上升趋势，癌症的防治已经是全球医学家日益关注和牵动千家万户的课题。

中医对癌有很早的认知。早在距今约3500多年的殷周时代，古人对肿瘤就有所发现，殷嗒甲骨文上已记有"瘤"的病名。这是现今中医记载肿瘤最早的文献。《黄帝内经》中所述"昔瘤"、"膈中"、"下膈"等病症的描述与现代医学中的某些肿瘤的症状相类似，如"噎膈不通，食饮不下"类似现代医学中的食管、贲门肿瘤所造成的梗阻症状。《难经》曰："积者，阴也……五脏所生，其始发有长处，其痛不离积部，肿块上下有所始终，左右有所定处，死不治。聚者，阳气也，阳浮而动，六腑所生，其始发无根本，其痛无常处，可移动，虽困可治"，此即认为是关于肿瘤形态及预后的描述。隋代巢元方所著《诸病源候论》不但分门分类记载了许多肿瘤疾病和所属的症状，如"积聚"、"食噎"、"反胃"等病症，而且还论述了这些病症形成的原因与病机，为后世医家鉴定噎与膈奠定了基础，并提出了用脉证法来鉴定肿瘤和判断预后。

金元四大家的学术思想对肿瘤的中医治疗有很大的影响。寒凉派的刘河间认为火热致病，当用寒凉药治疗热证。张从正则认为："积之成之，或因暴怒喜悲思恐之合"。李东垣提出"养正积自涧"，指出肿瘤的治疗以扶正为主，正气复，邪气涧。另外，李东垣的"补脾胃"法、"扶正因本"还可以用于延缓患者的生存时间。朱丹溪提出了"痰"与肿瘤发病的相关性，认为"凡人身上中下有块者多为痰也"，"痰之为物，随气升降，无处不到"，并指出："善治痰者，不治痰而治气，气顺则一身之津液亦随气而顺矣"。"治痰法，实脾土，燥脾湿，是其治本也。"

明代楼英在《医学纲目》中，提出了比较合理的辨证和治疗肿瘤的方法，其认为对肿瘤的治疗要"先分别气血、表里、上下、脏腑之分野，以知受病之所在；次察病虚实、寒热之邪以治之"。

清代医家何梦瑶的《医碥》说："好热饮人，多患膈证"，此处的膈证为噎膈，与现代医学的食管癌相似，书中可看出当时已认识到长期饮酒或食用温度高的食物可引起"食管癌"，王清任在《医林改错》中提出腹腔内的肿瘤与血瘀有关，为现代肿瘤治疗中提倡用活血化瘀的方法提供了有力的理论依据。

肿瘤的发病原因至今尚未十分明了，但通过前辈医家长期大量的临床实践和实验研究，认为与下列因素有关：

毒热袭击：风、寒、暑、燥、火等致病原因素侵袭人体，或因内生寒、燥、火等因素导致人体气血运行失常，阴阳失常，机体、经络、脏腑发生各种病变。风邪善行数变，具有升发、向上、向外的特性，首先袭击人体上部，易伤肺经，继而传遍周身。暑为阳邪，伤津耗气，其性炎热，暑多夹湿，湿蒸生热，热及化火，火毒侵犯机体，杂病丛生。燥热敛肃之气，其性干涩，侵袭人体最易耗伤津液，造成阴津亏虚的病变。火邪外袭，也可内生，如心火上炎，肝火亢盛，胆火横逆，均可损伤人体正气，即所谓"气有余便是火"，也有"五志化火"之说。

痰湿不化：痰饮留滞于机体的某些脏腑组织引起各种有形或无形的病变，故有"百病多由痰作祟"的说法。痰饮久蓄不清，流窜经络不散，瘀久化毒，形成痰凝毒聚，阻塞经络，三焦气化不利，结于颈下而成瘿瘤。

气血失常：怒伤肝、思伤脾、恐伤肾、气血凝结，则生成癥瘕积聚。《素问·举痛论》曰："怒则气逆，甚则呕吐"。《素问·生气通天论》说："大怒则形气绝，而血菀于上，是人薄厥"，《素问·举痛论》说："思则心有所存，神有所归，正气留而不行，故气结炙"。"恐则惊却，却则上焦闭，闭则气还，还则下焦胀，故气下行矣"。

脏腑失调：肺气虚弱，水浸不能正常气化，则聚集成痰，肺气不足，卫阳虚弱，可致腠理疏泄不固，卫外功能减退，易遭受外部袭击。脾阳不足，则寒湿内生，湿阻中焦，脾失健运，则易受毒邪而激发肿瘤。

随陈老学习经验中，发现中医对于癌症的预防，降低癌症患者的死亡率，延缓生命有显著的作用。在治疗胃癌前期病变时，中医中药有良好的效果。胃癌前期病变有萎缩性胃炎、反流性食管炎、糜烂性胃炎、胃溃疡等，病检显示肠上皮化生，细胞不典型增生等。胃癌前期的不典型增生用中医药扶助脾胃之气、制酸止痛、清热解毒等法可获得很好的疗效。

案例

孙某，男，55岁。自觉胃脘不适，有胃炎、胃溃疡、反流性食管炎、糜烂性胃炎病史，嗳气、吞酸、咳嗽、腹泻，大便日行4～5次，苔薄质淡红，脉沉细。

方剂：党参20g，苍术15g，茯苓30g，陈皮12g，姜半夏12g，广木香12g，砂仁9g，焦三仙各20g，海螵蛸15g，浙贝母12g，白蔻仁10g，炒薏苡仁30g，炒白术15g，藿香12g，蒲公英20g，紫苏梗12g，大腹皮12g，三七3g，山药30g，炙甘草6g，生姜3片，大枣3个。7剂水煎服。

方中用香砂六君子汤温中健脾，和胃行气，为平补之剂，乌贝散治疗胃溃疡，加白芍缓急止痛，三七化瘀止血止痛，对于溃疡出血有显著的治疗作用。薏苡仁、藿香化湿行气，用蒲公英、连翘等清热解毒。随证加减药物，有是证用是药。该患者因曾有胃溃疡病史，反复发作，本次为求彻底治疗连续服80余剂，后病理检查发现细胞不典型增生清除。对于胃溃疡、反流性食管炎等用左金丸、乌贝散等方剂能制酸，修复溃疡面，可取得很好的效果，其中因患者寒热、虚实程度的不同变化加减用量，后期重在辅助正气，重用补气健脾之药如党参、白术、茯苓、山药等。

肿瘤的防治：肿瘤的关键是早发现、早诊断、早治疗。早发现对于病情的控制有极其重要的作用。

十六、分清利浊，辨治发黄

茵陈蒿汤、栀子柏皮汤、麻黄连翘赤小豆汤三方都有清利湿热的作用以治疗无汗、小便不利而导致的湿热郁蒸发黄之证，由于病情有偏表偏里的不同，和有热又有湿的轻重之异，因此三个方剂所主之的证候便不尽相同，有下法、清法、汗法之不同。如茵陈蒿汤是治疗湿热发黄的主方，使用该方的指征是皮肤发黄，黄色鲜明为橘子色，小溲短赤，口渴，腹微满，舌质红，苔黄腻，脉实有力等。临床广泛用于急性传染性黄疸性肝炎、暴发性肝炎、阻塞性黄疸、胆汁性肝硬化等；其他传染疾病的疟疾、肠伤寒，以及败血症、肺炎等伴有黄疸，胆囊炎胆石症引起的黄疸只要具有上述证候特征的皆可以本方加减治疗。陈老临证中，常加栀子柏皮汤等均有较好的疗效。

湿热发黄主证：身黄（为橘子色）发热，应该有心烦懊侬，口渴，舌质红，苔黄，无汗小便不利等症。证为湿热郁蒸，里气壅滞（偏里）者，治当泄热利湿，方用茵陈蒿汤，茵陈清热利湿，栀子清三焦热，大黄通腑导热下行。证为湿热郁蒸，热重于湿（不表不里）者，治以清热利湿，方用栀子柏皮汤，栀子清热利湿，黄柏寒能清热，苦能燥湿，甘草甘缓和中，防苦寒败胃。证属湿热郁蒸，肌表郁闭（偏表）者，治以散热利湿，方用麻黄连翘赤小豆汤，其中麻黄、杏仁、甘草宣散郁热；连翘、生梓白皮、赤小豆清泄湿热；甘草、大枣：调和脾胃。

利小便是邪气的出路之一，一切小便不利者均可使用利水药来治疗，但需注意以下四点：

① 利小便的药物在使用上一般均应根据不同情况配合肝经药物，因肝主疏泄，而小便不利除了肾与膀胱渗利失职之外，一般常与肝的疏泄功能失职有关。所以肝经药常与利小便药合用，以利水湿之邪从小便而出，如温肝药如桂枝、沉香、川椒目等，再如疏肝理气如广木香、槟榔、青皮、陈皮等，疏肝活血药如牛膝、益母草等为常用之品，所谓"气行水亦行，气滞水亦滞"，"行水必先活血"。临床中便秘使用理气药也缘于此。当然，也可用提壶揭盖法，以达到利水的目的。

② 利小便药物在使用时必须注意适可而止。因为利水药皆易伤阴，如猪苓汤中加阿胶即缘于此。水肿患者浮肿而小便并非太少者，不可用利水药。浮肿而小便不利者也只能用到"衰其大半而止"，不能因为肿未完全消除或为巩固疗效而长期使用，利小便药物服用日久可使患者形衰、神疲、肢软，致久卧在床，不利于疾病的好转。

③ 利水治疗仅属治标，因此利水药物的应用必须在治本的基础上进行，急症初期可以在治本的基础上同时利水，标本并治以后应逐步撤减，症状基本控制后即完全撤去以治本为要，如参苓白术散，重用黄芪以利病情恢复。

④ 利水药物在制剂上以丸散汤剂为好，剂量宜稍大，在服法上以晨起空腹为佳，以严密观察监护为好，以防发生意外。服利水药时要忌盐，以"有胃气则生，无胃气则死"为准则，宜以粥送服，或枣汤送服为妙，以防攻下伤胃之弊。

第六章
陈家礼遣方特点

陈老所采用方剂多出自内科、方剂教材的常用方，如麻杏石甘汤、三拗汤、杏苏散、银翘散、小柴胡汤、柴胡疏肝散、逍遥散、白虎汤、左金丸、六一散、泻白散、香砂六君子汤、平胃散、藿香正气散、半夏白术天麻汤、三仁汤、藿朴夏苓汤、保和丸、葛花解醒汤、二陈汤、黄连温胆汤、天麻钩藤饮、地黄丸等，其制方多采用合方，加减变化极其灵活，往往起沉疴于平淡之剂。陈老善用小方作为配伍，其制方加减原则是我们应该深入领会的。

一、喜联用小方

小方即药味比较少的方子，一般2～5味药组成，陈老常在主方基础上，辨证联合应用这些处方加减治疗疾病，以达全面兼顾之功，下面列举其常用小方：

（一）玉屏风散（《医方类聚》）

组成：黄芪、白术、防风。功效：益气固表止汗，主治表虚自汗，易感风邪；风雨寒湿伤形，皮肤枯槁。陈老在治疗常患感冒之人时，常在辨证基础上加用本方以达补虚扶正祛邪目的，且防风较原方用量加大。在治疗汗证时，对气虚汗出者也常联合应用。病案如下：

病案一

张某，男，26岁，2010-8-17就诊。主诉感冒8天，平素易感冒，约每两个月即感冒一次。患者诉8天前感冒，症见流清涕，流泪不止，咳嗽，遇风遇凉加重，大便秘结，小便正常，自行输液4天后效不明显，舌质淡，苔薄白腻，脉沉细，体胖。辨证属感冒（正气不足，内有痰浊，外感风寒）。治则：益气健脾，化痰解表。拟方如下：生黄芪15g，苍术白术各12g，防风9g，紫苏子梗各12g，桔梗10g，豆豉10g，陈皮10g，姜半夏10g，茯苓18g，杏仁10g，浙贝12g，炒莱菔子30g，桑白皮10g，连翘15g，生薏苡仁30g，大腹皮15g，枳壳10g，槟榔12g，生草4g，生姜3片，葱白3支。5剂水煎服。

病案二

李某，女，70岁，2011-6-03就诊，感冒6天。自诉6天前感冒，鼻塞流涕，喷嚏频作，流清涕，无咽痛，精神倦怠。平素经常感冒，舌质淡苔薄，脉浮滑，辨证感冒（气虚感寒）。拟方如下：桔梗10g，豆豉10g，荆芥10g，防风10g，白芷10g，白蒺藜10g，羌活10g，白术12g，黄芪12g，焦三仙15g，陈皮10g，半夏10g，茯苓15g，甘草6g，生姜3片，葱白3支。5剂水煎服。

上述两病案均为感冒经常发作，是气虚卫外不固的结果，但患者常常发病时就诊，正邪交争，病案一兼有食积便秘热表现，病案二为气虚外感风寒，无热象。陈老在治疗反复感冒者，不论寒热均联合玉屏风散，且黄芪、防风比例在1：1上，防风用量大，在补虚中散风。对有热者根据辨证应用清火之品即可。

病案三

李某，男，32岁，2011-5-10就诊，自诉汗出3年，白天夜间均易出汗，动则加剧，汗出呈阵发性，伴神疲乏力，寐差，二便调，舌质淡，苔薄白，脉细数，平日工作压力较大。辨证属气阴两虚兼有郁热。拟方如下：生黄芪30g，白术12g，防风9g，生地黄、熟地黄各18g，当归10g，黄柏10g，黄连4g，黄芩10g，龙骨、牡蛎各30g，浮小麦30g，陈皮10g，姜半夏10g，茯苓15g，竹茹6g，丹参30g，枳壳30g，甘草6g，生姜3片，大枣3个。5剂水煎服。复诊出汗症状明显改善，嘱患者原方继续服用7剂。

汗证为阴阳失调导致，调整阴阳为关键。本病案气阴两虚，所以用玉屏风散益气固表，用当归六黄汤滋阴清热。方中黄芪量达30g重在固表，防风仅9g，亦不虑其散表，此散中寓补。

（二）左金丸（《丹溪心法》）

组成：黄连、吴茱萸。功效：疏肝和胃，开痞结，泻肝火，降逆止呕。

主治：肝火犯胃，嘈杂吞酸，呕吐胁痛，筋疝痞结，霍乱转筋。在治疗脾胃病伴有反酸症状时，陈老常在主方基础上加用此方。吴茱萸用量比较小，多在 1～5g，常用 2g。黄连则根据病症加减用量，若肝胃郁热明显，见口苦、嘈杂、舌苔黄者，一般小量，最多用至 6g，黄连与吴茱萸比例一般在 6∶1，但陈老根据寒热情况可调整为 3∶1，或 1∶1，1∶3 不同。二者用量皆不大，陈老认为黄连大苦，量过大易伤脾胃。吴茱萸辛苦燥烈，易耗气动火，所以二者用量一般偏少。病案如下：

　　徐某，男，41 岁，2010-10-12 就诊。自诉胃痛 4 个月余，伴纳差，时有恶心，乏力，精神倦怠，大便稀溏，舌质淡，苔黄腻，脉濡。辨证为脾胃虚弱，夹湿邪阻滞，拟方如下：党参 12g，苍白术各 12g，茯苓 18g，陈皮 10g，姜半夏 10g，木香 6g，砂仁 5g，焦三仙各 15g，炒白芍 15g，生薏苡仁 30g，白蔻仁 10g，藿香 12g，紫苏梗 10g，黄连 3g，车前子 15g，佩兰 10g，郁金 10g，土茯苓 30g，生姜 3 片，大枣 3 枚。5 剂水煎服。患者服后自觉胃痛好转，二诊未找见陈老，找另一专家开药，辨证仍为脾胃虚弱夹湿，处方如下：党参 10g，苍白术 10g，茯苓 10g，甘草 3g，吴茱萸 10g，黄连 5g，焦谷芽、焦麦芽各 10g，延胡索 10g，佩兰 10g，陈皮 8g，白蔻仁 10g，厚朴 8g，郁金 10g，柴胡 10g，土茯苓 15g。3 剂水煎服。患者服药后呕吐、恶心反剧，纳食差明显。陈老认为该患者本脾胃虚弱，用药以平和为度，易缓缓用药，渐补脾胃以胜湿邪，不可用大辛大苦之品，用吴茱萸 10g 燥烈较甚，黄连 5g 苦寒明显，寒热用药剧烈，损伤脾胃，所以虽辨证正确，用药不当也可导致病情不愈。

（三）痛泻要方（《丹溪心法》）

　　组成：白术、白芍、防风、甘草。主治肝木乘脾，痛泻不止。《医方考》："泻责之脾，痛责之肝，肝责之实，脾责之虚。脾虚肝实，故令痛泻。是方也，炒术所以健脾，炒芍所以泻肝，炒陈所以醒脾，防风所以散肝。或问痛泻何以不责之伤食？余曰：伤食腹痛，得泻便减，今泻而痛不止，故责之土败木贼也"。陈老在治疗泄泻时常联用此方，具有调和肝脾，补脾柔肝，祛湿止泻之功。另外，急性发病，症见肠鸣腹痛、泄泻者也可联合应用。陈老认为在此方中具有散肝、醒脾、燥湿止泻、引经四方面作用，在治疗中不可缺少。

（四）芍药甘草汤（《伤寒论》）

组成：芍药、甘草。功效：调和肝脾，缓急止痛。《伤寒论》中用此方治疗太阳病变证——阴阳两虚导致脚挛急。条文29条："伤寒，脉浮，自汗出，小便数，心烦，微恶寒，脚挛急。反与桂枝欲攻其表，此误也。得之便厥，咽中干，烦躁吐逆者，作甘草干姜汤与之，以复其阳。若厥愈足温者，更作芍药甘草汤与之，其脚即伸……"此条用甘草干姜汤复阳，用芍药甘草汤酸甘化阴，滋养阴血，治疗脚挛急。现代药理研究认为本方有镇痛、解痉、抗炎作用，其镇痛作用明显，按20g/kg量给小鼠灌胃有明显止痛效果。炮制品镇痛作用由于生品，且以醋炮制的镇痛作用最好。在芍药和甘草的配伍上研究表明2∶1比例的效果较好，1∶1或3∶1均效果不明显。配伍时甘草需炙用方可有效。在解痉方面，对胃肠、子宫、骨骼肌的松弛均能起效，同时具有一定的抗炎作用。临床上有将芍药甘草汤治疗用于呼吸道痉挛导致的咳喘，消化系统的疼痛，妇科、神经科、外科等导致疼痛的案例。所以陈老在治疗疾病中对于伴有痉挛性疼痛症状的病证，不论在何处均喜联合本方，以达解痉止痛目的。如胃痛、腹痛、手足挛急、痛经、胁痛等，甚至对慢性咽炎的气道痉挛导致的咳嗽亦从肝脾调治，合用此方。如胃痛的治疗和慢喉痹的治疗皆有应用芍药、甘草之处。

（五）二陈汤（《太平惠民和剂局方》）

组成：法半夏、陈皮、茯苓、甘草。功效：燥湿化痰，理气和中。方中半夏陈皮合用燥湿化痰，茯苓健脾以杜生痰之源。甘草调和各药，并助茯苓健脾和中。主治湿痰证，见咳嗽痰多，色白易咳，恶心、呕吐，胸膈痞闷，肢体困重，或头眩、心悸，舌苔白滑或腻，脉滑。本方为燥湿化痰的基本方，陈老重视痰浊表现，所以本方被频繁应用，如陈老惯用的方剂香砂六君子汤中就包含二陈汤，其意在健脾益气的同时，化痰理气，标本同治，以调理脾胃。陈老治疗咳嗽常用杏苏散加减，方中含有二陈汤，治疗咳嗽痰多，可达到解表祛痰之效。咳嗽中不论其湿痰、热痰、寒痰、燥痰、郁痰，陈老皆常合用此方。所以陈老治疗的多种疾病中，凡是有痰湿者，皆可见到此方，如胃痛、眩晕、湿阻、不寐等等。

（六）三子养亲汤（《杂病广要》引《皆效方》）

组成：苏子、白芥子、莱菔子。功效：温肺化痰，降气消食。主治痰壅气滞证，症见咳嗽喘逆，痰多胸痞，食少难消，舌苔白腻，脉滑。白芥子除痰，紫苏子行气，莱菔子消食。然皆行气豁痰之药，气行则火降而痰消矣。病案如下：

黄某，女，45岁，交城县人，2011-11-29就诊。诉咳嗽月余加重3天，患者有慢性咽炎病史，平素自觉咽部间断不适，似有物咯之不出，吞之不下，近月余咽部不适感明显，时时咳嗽，伴胸闷气短，近3天咳黄痰，时有喉中痰鸣，精神倦怠乏力。舌质淡，苔薄，脉沉细。辨证属咳嗽（脾虚痰浊内蕴），治以健脾化痰，利咽止咳。拟方如下：党参15g，白术12g，茯苓10g，陈皮10g，半夏10g，木香6g，砂仁5g，紫苏子10g，杏仁10g，紫苏梗10g，桔梗10g，桑白皮10g，知母10g，浙贝母12g，紫菀10g，款冬花10g，百部15g，郁金10g，炒莱菔子15g，白芥子2g，石菖蒲10g，生姜3片，大枣3个。5剂水煎服。本案是香砂六君子汤合三子养亲汤组成，重在健脾化痰，用紫菀、款冬花止咳而防三子之燥。临床上陈老治疗肺系疾病如慢性支气管炎、支气管哮喘、肺源性心脏病多合用此方。教科书中三子剂量相等，但陈老应用紫苏子频次较多，认为咳喘、肺胀是肺气不降，气机上逆导致，所以降肺气为要，一般用量多在10g左右。夹有大便不通，脘腹胀满，食滞者合用炒莱菔子，并据便秘情况莱菔子用量有时可达30g。白芥子长于豁痰，但辛温走散，耗气伤阴，所以陈老此药用量一般不大，常在2～6g，如本方中仅用2g，或不采用，仅应用紫苏子、莱菔子二药。

（七）六一散（《黄帝素问宣明论方》）

组成：滑石、甘草。两味药药量之比为6∶1，故名六一散。功效：清暑利湿，主治暑湿证。多用于感受暑湿所致的发热、身倦、口渴、泄泻、小便不利等；外用可治痱子。滑石气轻能解肌，质重能清降，寒能泻热，滑能通窍，淡能行水，可使肺气降而下通膀胱，故能祛暑止泻，止烦渴而行小便。加甘草者，以和其中气，又能缓滑石之寒滑。本品为祛暑类常见药品，对感受暑湿者，因其药性平和，清热不留湿，利水而不伤阴，陈老常常联合应用。此外，在治疗湿温发热者，或湿阻有热者，也常选用本方。具体案例在其后湿阻病辨治中以及合方治疗外感病中均有体现。

（八）小陷胸汤（《伤寒论》）

组成：黄连、半夏、瓜蒌。《医宗金鉴》载"黄连涤热，半夏导饮，栝楼润燥下行，合之以涤胸膈痰热，开胸膈气结，攻虽不峻，亦能突围而入，故名小陷胸汤。"功效：清热化痰，宽胸散结。主治小结胸病，证属痰热互结者。症见胸脘痞闷，按之则痛，或伴咳痰黄稠，舌苔黄腻，脉滑数者。方中黄连清热泻火，半夏化痰开结，二药合用，辛开苦降，善治痰热内阻。更以瓜蒌荡热涤痰，宽胸散结。三药共奏清热化痰，宽胸散结之功。本方是治疗痰热结胸的常用方。临床上以胸脘痞闷，按之则痛，舌质红，苔黄腻，脉滑数为辨证要点。陈老对有痰热表现者多采用温胆汤合此方加减治疗，如胸痹、痞满、不寐、眩晕、咳喘等。病案如下：

病案一

高某，男，42岁，2009-2-27就诊。主诉失眠半年余，伴胸闷头重，目眩，心烦，纳差，大便干，苔黄腻，脉滑数。血脂化验结果示：甘油三酯高。中医诊断为不寐（痰热内扰），治则当清热化痰安神。拟方如下：黄连6g，瓜蒌30g，姜半夏10g，酸枣仁10g，石菖蒲10g，远志8g，大黄6g（后下），茯苓15g，枳实壳各10g，陈皮10g，生甘草6g，天麻6g，姜竹茹6g，白术10g，生姜3片。5剂水煎服。二诊，3剂睡眠好转，不服安定药也能入睡，便通纳增。再诊，心烦，苔黄腻，脉滑数。原方去大黄，继服5剂。

病案二

赵某，男，52岁，2009-9-27就诊。素有高血压史，近年来时觉胸闷憋气，并伴隐隐作痛。近几日，突觉胸前疼痛加重，其痛向肩背放射。查心电图示：不正常心电图，ST-T段异常改变，西医诊断为"冠心病，心绞痛"。经西医治疗后疼痛缓解，但仍时有发作，遂就诊于陈老门诊。患者自诉眩晕，胸闷气短，胸痛时作，脉沉弦滑，舌质暗红，苔黄腻。陈老认为此乃痰湿内蕴，郁而化热，痰热内扰，阻痹心脉，气血瘀滞而不畅所致。中医诊断为胸痹（痰热内阻兼血瘀），遂予以小陷胸汤加活血化瘀之品治之。拟方如下：全瓜蒌60g，半夏10g，川黄连10g，丹参30g，枳壳10g，郁金12g，赤芍15g，钩藤15g，川芎20g。患者服药6剂后，病情大有好转，再服药12剂，胸痛基本消失，眩晕止。

（九）防己黄芪汤（《金匮要略》）

组成：防己、黄芪、甘草、白术。功效：益气祛风，健脾利水。主治风水或风湿，症见汗出恶风，身重，小便不利，舌淡苔白，脉浮。《痉湿暍病篇》第22条："风湿，脉浮、身重，汗出恶风者，防己黄芪汤主之"。《金匮·水气病脉证并治第十四》："风水脉浮身重，汗出恶风者，防己黄芪汤主之，腹痛者加芍药"。本方在《金匮要略》中主要治疗风水和风湿。以益气祛风利水为法，使湿邪从小便、肌肤而去。水肿的治法不外利尿、发汗、攻逐、健脾、温肾、活血等法。临床上陈老对各种类型的水肿皆合用本方。如急性肾炎、慢性肾炎、肾病综合征、肾功能不全、肝硬化、心力衰竭、高血压、糖尿病、营养不良等水肿，不拘泥于是否是风水，只要有水肿伴有神疲、纳呆、腹胀、大便稀溏不爽、小便不利等脾气虚弱，运化失职，导致水湿内停者即可使用。病案如下：

候某，男，76岁，2011-6-19就诊，老年消瘦，下肢间断水肿浮肿，劳倦后加重，纳食欠香，腿困重不适，时有心悸，苔薄白质淡，脉沉细。诊断为水肿，证属脾虚湿阻，治宜健脾补肾，活血利水。拟方如下：黄芪20g，防己9g，防风9g，白术12g，党参12g，茯苓20g，陈皮10g，半夏10g，木香4g，砂仁3g，丹参25g，当归12g，赤勺、白芍各10g，川芎9g，怀牛膝12g，潼蒺藜15g，焦三仙各15g，生姜3片，大枣3个。《金匮要略》中防己一两（12g），黄芪一两一分（15g），将近等量，防己、黄芪二者同为君，祛风行水力度偏大。陈老在应用本方时，黄芪量大为君，白术为臣，重在益气健脾利水，陈老认为，水湿为患与脾虚不能胜湿有关，所以二者用量偏大，重在补益。防己量小，利水祛风起佐助作用。此外，陈老还应用此方治疗风湿痹症，蛋白尿有脾胃虚弱、湿邪阻滞表现者。

二、善用合方

陈老在选方上善用多方加减治疗，或在主方中配用一些小方，或两方、三方等同应用，如前面所提的香砂六君子汤合痛泻要方、四神丸、左金丸、防己黄芪汤、三子养亲汤等，藿香正气散合平胃散、六一散、逍遥散合二陈汤，杏苏散合三子养亲汤等等，都是从细微入手，面面俱到，达到调理脏腑功能的。其后会在多种内科杂病病案中体现，此不再阐述。对外感疾病的治疗，陈老也是多方合用以达目的，陈老认为人的体质不同，感受邪气后，人体正邪交争，病情在不断发展变化，虽然有卫气营血之分，但疾病的发展变化是一个动态连续的过程，一般传变规律为卫→气→营→血分，在传变过程中有时不能截然分开，出现相兼状态。其传变发展除了与病邪性质有关外，尚与体质有关。此外，在祛邪时需不忘顾护脾胃，因此常合用焦三仙，以及在药引和服法上给予重视，达到扶正祛邪目的。如外感疾病若正气不足，可合用小柴胡汤、玉屏风散等。常用合方分析如下。

（一）小柴胡汤合麻杏石甘汤

张某，女，70岁，2009-10-16就诊。发热半月，每日下午发热。体温37.6℃左右，精神差，口干多饮，咽痛咳嗽，痰白而少，纳食减少，胸闷、舌质淡，苔薄黄，脉浮数。胸透未发现异常。患者既往有胃病史。中医诊断为感冒。西医诊断为上呼吸道感染。治疗拟方如下：

柴胡10g，黄芩10g，姜半夏10g，陈皮10g，茯苓15g，生麻黄3g，石膏15g，杏仁10g，知母10g，连翘10g，豆豉10g，桔梗10g，浙贝母10g，焦三仙各15g，生甘草4g，生姜3片，葱白3支，梨一个。5剂水煎服。

病案特点

　　患者发热已一旬，从六经辨证认为属少阳病证，在卫气营血辨证属邪在卫气。《伤寒论》63条："发汗后不可更行桂枝汤，汗出而喘，无大热者，可与麻黄杏仁甘草石膏汤"。指明了外感病发汗未愈，风寒入里化热，肺热盛的治法，患者虽无喘促，但口干多饮、咳嗽、咽痛、苔薄黄、脉浮数均为肺热盛特点。条文中"无大热"表明一方面邪气已由表入里；另一方面，说明邪气尚未入于阳明经腑。《伤寒论》96条："伤寒五六日中风，往来寒热，胸胁苦满，默默不欲饮食，心烦喜呕，或胸中烦而不呕，或渴，或腹中痛，或胁下痞硬，或心悸、小便不利，或不渴、身有微热，或咳者，小柴胡汤主之"。患者下午发热，胸闷，纳食减少，说明正气易伤，脾胃受损，病邪已传入少阳经。本病证为太阳病变证（肺热证）合并少阳，所以中药用小柴胡汤合麻杏石甘汤加减，以疏解少阳，清宣肺热，同时加焦三仙护胃消食。

（二）小柴胡汤合三仁汤

　　李某，女，80岁，2010-5-17就诊。主诉发热，体温波动在37.6～39.8℃，发热以下午至晚间为著，凌晨体温逐渐下降，汗出多而热不解，恶寒轻，伴咽部不适，偶咳嗽，无痰，精神差，纳食差，偶有恶心，饮水多，大小便正常。陈老观其舌质淡，苔薄黄腻，脉濡滑，面色淡黄，认为患者虽饮水多，皆因发热强迫所为，实为口和不渴，发热午后上升，热势不扬，汗出多，但热缠绵不解，反复不愈。中医诊断为湿温，拟方如下：柴胡10g，黄芩10g，姜半夏10g，杏仁10g，白蔻仁9g，薏苡仁30g，陈皮10g，茯苓15g，青蒿15g，厚朴花9g，焦三仙各15g，滑石18g，豆豉10g，桔梗10g，薄荷3g，生甘草4g，生姜3片，大枣3枚。5剂水煎服，日服一剂分2次饭后服。

再诊，患者服药2剂后热渐下降，5剂后，体温正常，但仍身困乏力，纳食不佳，舌淡，腻苔已减，苔薄白微腻，脉濡弱，中药上方加党参12g，灵芝12g，继续服5剂。

三诊，患者精神仍感乏力，纳食略好转，体温正常，但汗出过多，动则汗出明显，舌质淡，苔薄白少津，脉弱。处方如下：党参15g，银柴胡10g，炒黄芩10g，姜半夏10g，陈皮10g，茯苓15g，滑石18g（包），青蒿15g，姜竹茹6g，桔梗10g，焦三仙各18g，豆豉10g，白薇10g，灵芝15g，鸡内金10g，薄荷3g（后下），甘草4g，生姜3片，大枣3枚。5剂，嘱饮食调养，以清淡易消化为宜，忌食生冷、辛辣、肥甘之品，劳逸结合。

1个月后随访，无再发热，汗出减少，精神食欲恢复，生活恢复正常。

病案特点

湿温是一种由感受湿热之邪而引起的外感热病，以身热缠绵，胸痞身重，苔腻不渴为主症，病程缓长，后期易化热、化燥而致神志昏蒙等诸证。现代医学的伤寒、副伤寒、流行性感冒、流行性乙型脑炎等病皆可参此病辨证。其病因为外感湿热和脾运失健，使内外湿邪相互为患。因湿邪为患，病机特点为传变缓慢，病势缠绵，病程长，其中以湿热留恋气分阶段较长。陈老对不明原因的发热，热势缠绵反复，认为夹有湿邪的，常从湿温辨证论治，有显著的疗效。本病案从症状特点分析，患者恶寒发热，热势不扬，并伴有头重脘痞，不欲饮食。在六经辨证属少阳病证，在卫气营血辨证属邪在卫气，在脏腑而言，病及胃肠肝胆。综合分析，该病以湿热留恋，邪在半表半里少阳膜原为特点。临床上用小柴胡汤合三仁汤加青蒿化裁治疗。三仁汤可开上、畅中、渗下，清利湿热。小柴胡汤抒解少阳之机，柴胡、黄芩二药既清热又疏解，清解热邪，性平和而不伤脾胃，同时用半夏、生姜与黄芩配合，辛开苦降，健脾和胃。青蒿是清透少阳邪热之要药，与二方中黄芩、半夏、滑石相配伍，取蒿芩清胆汤之意。饭后服用，以鼓舞胃气，驱邪外出。

（三）银翘散合白虎汤

周某，男，28岁，2010-6-23就诊。主诉咽痛1天，患者咽痛，身疼，鼻塞，颈项僵困，头晕，纳差，恶心，胃中嘈杂，饥不欲食，大便稀溏，晨起咳痰，色白质黏，偶带血丝。舌尖红，苔薄白，脉浮数。中医诊断为感冒，西医诊断为上呼吸道感染。拟方如下：连翘15g，金银花15g，桔梗10g，牛蒡子10g，生石膏15g，知母10g，焦三仙各18g，苍白术各12g，藿香12g，厚朴10g，大腹皮15g，陈皮10g，姜半夏10g，茯苓15g，白茅根15g，甘草6g，生姜3片，大枣3枚。3剂水煎服，日一剂，并嘱患者饭后服，以鼓舞胃气。

病案特点

患者28岁，发病1天就诊，病发于夏季。从症状分析辨为外感风热之邪，兼有暑湿之证，故方中以银翘散合焦三仙、苍白术、藿香、厚朴、大腹皮、陈皮、姜半夏、茯苓。疏风清热解表，兼芳香化湿，理气和中。患者仅咽痛一天，痰尚色白，偶带血丝，且无汗出、发热、烦渴多饮等气分热盛证，在此加石膏、知母，其用意如何？陈老云：患者外感夹有暑湿之邪，暑为阳邪，除易挟湿邪外，其性炎热、升散传变较速，多直入气分，耗气伤津。患者虽咽痛初起，但症状较重，且带血丝，说明热胜伤络，故虽病在卫分，需知其传变，采取卫气同治之法，以达治未病，切断传变的目的。清淡饮食，中药饭后服，仿白虎汤中粳米之意，益胃生津，助药力祛邪外出。

从上述病例来看，陈老辨证不拘于形式，各种脏腑辨证、六经辨证、卫气营血辨证参差使用，对症候复杂的病例，从多方面考虑，动态观察，多方配伍，注重脾胃功能的保护，以达确实疗效。

第七章
陈家礼用药倚重

陈老在处方选药方面，皆为临床常用药，看似平淡，但对每一味药物的应用都要细细斟酌，注重药物的鉴别，以求做到用药"直达病所"，从达到最好的疗效。陈老认为，用药如用兵，必须系统掌握药物的药性、特点，注意类似药物的鉴别，在处方时才能应用自如，恰到好处，从而形成严谨的组方，这是治疗疾病的关键环节。

一、注重药物炮制与剂量

陈老在处方用药中，非常注重药物的炮制，他认为随着炮制不同，药物的性味功用亦有所改变，可附加所属炮制用品的功效。炮制方法的不同，可造成药性的差异，因此需要鉴别使用。分述如下：

1. 麦芽

麦芽性甘，平。归脾、胃经。为消食药，有健胃消食，回乳消胀之功。但由于炮制和用量的不同，药性存在差别。

生麦芽具有疏肝行气，散郁热，消食和胃之功。生麦芽是大麦以水浸透，捞出置筐内，上盖蒲包，经常洒水，待芽长达3～5mm时，取出晒干而成。《本草纲目》云："麦蘖、谷芽、粟蘖，皆能消导米面诸果食积。观造饧者用之，可以类推。但有积者能消化，无积而久服，则消人元气也，不可不知。若久服者，须同白术诸药兼用，则无害"。《本草正》："麦芽，病久不食者，可借此谷气以开胃，元气中虚者，毋多用此以消肾。亦善催生落胎"。《医学衷中参西录》："大麦芽，能入脾胃，消化一切饮食积聚，为补助脾胃之辅佐品，若与参、术、芪并用，能运化其补益之力，不至作胀满，为其性善消化，兼能通利二便，虽为脾胃之药，而实善舒肝气"。《本草求原》："凡麦、谷、大豆浸之发芽，皆得生升之气，达肝以制化脾土，故能消导。凡怫郁致成膨膈等症，（麦芽）用之甚妙，人知其消谷而不知其疏肝也"。可见生麦芽，疏肝行气，消食和胃，其消导力较强，故有"无积而久服，则消人元气也，不可不知。若久服者，须同白术诸药兼用，则无害"之说。如《医学衷中参西录》中镇肝熄风汤用生麦芽，协同茵陈、川楝子疏肝气，泻肝热，同时和胃安中，以防金石、介类药物碍胃为使。《幼科发挥》卷三中保和丸（陈皮5钱，枳壳（炒）3钱，黄连（姜汁炒）5钱，神曲3钱，山楂肉3钱，麦蘖3钱，莱菔子（炒）3钱，槟榔3钱），此方主治小儿湿热食积所致痢疾。在此麦芽除助胃消食外，尚有行气散热之功，对食积有热者，用之有良效。焦树德在其《用药经验十讲》中第三讲（18）提到用柴胡疏肝散化裁治疗肝郁气滞，木郁犯土之证，见影响食欲，脘胁胀痛，或呕恶泛酸，或肝区隐痛的急慢性肝炎、慢性胃炎时，提到"食欲不振者，去焦四仙，加生麦芽、香稻芽"。焦老在此用生麦芽，去焦麦芽等，取其行气消导力较焦麦芽强之故，同时生麦芽又有散肝郁之功。陈老认为，脾胃呆滞除与脾虚有关外，尚可因木郁克土导致，对木郁克土郁热者用生麦芽效佳。

病案如下

刘某，女，56岁，2011-02-19就诊。诉生气后胁痛，胃痛胀满纳差苔薄白，脉弦细。拟方如下：川楝子15g，紫苏子12g，紫苏梗10g，郁金15g，石菖蒲9g，白术10g，茯苓10g，陈皮10g，姜半夏12g，广木香12g，砂仁9g，炒白芍12g，枳壳15g，香附9g，川芎12g，延胡索9g，生麦芽10g，炙甘草10g。7剂水煎服。

炒麦芽、焦麦芽具有消食、健脾胃、行气之功。炒麦芽是取麦芽置锅内，微炒至黄色，取出放凉而成。焦麦芽：同上法炒至焦黄色为度后，喷洒清水，取出晒干。麸制：先将麸皮撒于锅内，待麸皮冒烟时，倒入净麦芽，用文火炒至表面呈黄色为度，取出，除去麸皮放凉。每1kg麦芽，用麸皮90g。

中医认为，药物炒黄、炒焦后可缓和药性，炒碳或可增强收敛止血、止泻的作用。麸炒能和中益脾，与药物共制可缓和药物的燥性。《医学启源》曰："补脾胃虚，宽肠胃，捣细炒黄色，取面用之"。《药品化义》曰："大麦芽，炒香开胃，以除烦闷。生用力猛，主消麦面食积，癥瘕气结，胸膈胀满，郁结痰涎"。可见炒用、焦用使药性缓和，减缓消伐之力，若与麸皮同炒则健脾消食之功尤佳，而清热行气解郁功效减弱。有文献提到炒麦芽偏于行气消食，焦麦芽专于消食化积，陈老认为二者功效区别不大，仅在程度上有所不同，在临床中皆常用于食积兼有脾胃虚弱者，与白术等健脾药同用，消补兼施，消导而不伤正。陈老常用焦三仙（焦山楂、焦神曲、焦麦芽）合香砂六君子加减治疗脾胃病。

病案如下

李某，男，38岁，司机，2011-02-19就诊。生活不规律，胃痛时作，伴腹泻，得热痛减，舌质淡，脉沉细。拟方如下：党参20g，茯苓15g，苍白术各12g，陈皮10g，姜半夏10g，木香10g，砂仁10g，山药12g，菟丝子10g，炮姜9g，香附10g，高良姜9g，炒白芍12g，防风9g，大腹皮9g，焦三仙各15g，白蔻仁9g，炙甘草10g。7剂水煎服。陈老认为不论何种原因引起的纳食不佳，均可联合应用焦三仙消食导滞开胃，同时助药物吸收。

麦芽随着剂量不同而作用各异。小剂量催乳，大剂量回乳。《药品化义》："大麦芽……若女人气血壮盛，或产后无儿饮乳，乳房胀痛，丹溪用此二两，炒香捣去皮为末，分作四服立消，其性气之锐，散血行气，迅速如此，勿轻视之"。《医学衷中参西录》曰："大麦芽，至妇人乳汁为血所化，因其善于消化精微兼破血之性，故又善回乳。入丸散剂可炒用，入汤剂宜生用"。张锡纯在该书中并无明确规定回乳用炒麦芽或生麦芽，可见生、熟皆可。《中国药典》中 "生麦芽：健脾和胃通乳，用于脾虚食少，乳汁郁积；炒麦芽：行气消食回乳，用于食积不消，妇女断乳；焦麦芽：消食化滞，用于食积不调，脘腹胀痛，用量9～15g，回乳炒用60g"。《中药学》教材中 "单用生麦芽或炒麦芽120g（或生、炒各60g）用于断乳、乳房胀痛"。综上之言，可见麦芽的催乳、回乳有以下三个观点：生麦芽通乳，"生" 取其 "生发" 之意，量在30g以下；炒麦芽回乳，"炒" 取其 "炒枯" 之意，量在60g之上。生、炒麦芽均可单独用于回乳，量60～120g。生麦芽、炒麦芽混用用于回乳，量各为60g。陈老在用于回乳时多采用大量炒麦芽应用，认为炒后回乳而不伤胃气。

麦芽的药理作用：麦芽有类似溴隐亭物质，能抑制泌乳素分泌。生麦芽可扩张母鼠乳腺泡及增加乳汁充盈度，炮制后则作用减弱。麦芽的催乳、回乳作用关键不在于生用或炒用，而在于剂量的大小，小剂量催乳，大剂量回乳，回乳用量应在30g以上。现代药理研究认为，麦芽所含的淀粉酶能将淀粉分解成麦芽糖和糊精，麦芽煎剂对胃酸与胃蛋白酶的分泌有轻度促进作用。水煎剂中可提取出一种胰淀粉酶激活剂，亦可助消化；因淀粉酶不耐高温，麦芽炒焦及入煎剂会降低活力。中医认为生麦芽力猛，其行气消散力峻，多以疏肝解郁散热为主，并消食和胃。炒用、焦用多于消食健胃，治疗食积。麦芽的回乳与催乳是双向的。临床上缺乳的产妇，中医妇科认为是由于产后气血虚弱、肝气郁滞导致，所以在临床上多在补气血、滋化源、疏肝解郁时配伍小剂量麦芽，一则疏肝，再则消食助脾胃运化以生气血，三则小剂量催乳，一药三种功效，可适当选用。

2. 半夏

半夏因炮制方法不同而功效有异。为陈老常用化痰药，半夏有生半夏、清半夏、法半夏、姜半夏、半夏曲等。半夏，采摘除去外皮和须根，晒干，为生半夏。因其有毒，使人呕吐，咽喉肿痛，失音，所以一般不作内服，多外用于疮痈肿毒，湿痰咳嗽。清半夏是用8%明矾水溶液浸泡而成。姜半夏是取净半夏，加生姜汁、白矾共煮透，取出，切薄片制成。取净半夏加入甘草、石灰液浸泡，保持pH值在12以上，口尝微有麻舌感，切面黄色均匀为度，则成法半夏。半夏曲为生半夏、法半夏各半，研成粉末加面粉、姜汁等发酵后制成的曲剂。半夏炮制后，能降低毒性，缓和药性，消除副作用。清半夏仅用明矾炮制，明矾为矿物类药，有祛痰燥湿、解毒杀虫之功效，其性燥烈。明矾因其酸苦涌泄能去风痰，内服用来治疗痰厥癫狂痫证。所以清半夏得明矾之性，可增强燥湿化痰作用，多用于湿痰咳嗽、痰热内结、风痰吐逆、痰涎凝聚、咯吐不出等症。生姜辛而散温，益脾胃，善温中降逆止呕，除湿消痞，止咳祛痰，可制约厚朴、半夏的毒性，《本草拾遗》："汁解毒药，破血调中，去冷除痰，开胃。属植物类，用生姜炮制后可得生姜功效，而制约半夏之毒"。所以姜半夏长于降逆止呕、温中化痰，用于痰饮呕吐，胃脘痞满。法半夏由甘草和石灰浸泡制成，甘草具有补脾益气，清热解毒，祛痰止咳，缓急止痛，调和诸药的作用，在方剂中多作为使药应用，可降低方中某些药物的毒烈之性，并通过缓急止痛减少对胃肠的刺激。所以用甘草炮制半夏可降低其毒性，缓和其燥烈之性。石灰在传统医学中可以用来治疗疾病，用石灰水来炮制中药材，可起到增强收涩、消炎、减少毒性、去除杂质等目的。法半夏长于燥湿且温性较弱，对寒痰治疗效果好，多治疗风痰眩晕、痰多咳喘、痰饮失眠等，同时其具有调和脾胃的作用。半夏曲为发酵制剂，所以消食和胃力增强，而其他药效减弱，临床常不选用。陈老喜用姜半夏，认为姜半夏与姜同制，祛痰燥湿之力略逊于清半夏，但得生姜之助，减轻了清半夏的辛燥，且增加了降逆止呕之效，药性较清半夏、法半夏平和。而清半夏得明矾之性，燥湿力度强，但用之不当，有伤阴之弊。试验研究认为生半夏的毒性主要表现为对黏膜的强烈刺激作用，对家鸽灌胃，有催吐作用，白矾能够降低生半夏的毒性，所以半夏得姜、白矾炮制后毒副作用减轻，又得姜助，大大地减少了对胃的刺激，降逆止呕力增。所以陈老多用姜半夏燥湿和胃，又化痰止呕。在一般杂病中均选此药。

3. 白芍

白芍生用、炒用后，在功效上有着不同的侧重。白芍酸、苦、微寒，有养血敛阴，柔肝止痛，平抑肝阳的作用。临床用法有生用和炒用两种，生用因其味酸，长于养血柔肝，敛阴，平抑肝阳。多用于治疗血虚月经不调，崩漏，头痛，眩晕，耳鸣，烦躁易怒，以及自汗、盗汗等证。如用于血虚的四物汤，用于柔肝养阴的逍遥散等。炒用有酒炒和土炒不同。酒性大热、味甘、辛，能活血通络，祛风散寒，行药势经，所以酒炙后，能降低白芍的酸寒之性，善于和中缓急。对于胁肋疼痛、腹痛等疼痛性症状，产后腹痛尤须酒炙。如用于脘腹挛痛，喜温喜按的小建中汤（《妇科发挥》）；治胸腹疼痛、四肢挛急的当归芍药散（《金匮要略》）。灶心土味辛温，能温中和胃，止血，涩肠止泻等。白芍用土炒可借土气入脾，增强柔肝和脾之效，并可安脾止泻，如痛泻要方。陈老用白芍在补肝阴时，多生用，在止泻和缓急止痛时常炒用。

4. 黄芩

黄芩，味苦寒。归肺、胆、脾、大肠、小肠经。有清热燥湿，泻火解毒，止血，安胎的功效。用于湿温，暑温，胸闷呕恶，湿热痞满，泄利黄疸，肺热咳嗽，高热烦咳，血热吐衄，痈肿疮毒，胎动不安症。有生用、酒炙或炒炭之别。生黄芩因性味苦寒，故清热泻火解毒力强。酒甘辛大热，能升提药力，可缓和黄芩苦寒之性，并引药上行，故清上焦肺火效果好。酒制入血分，通经活络，所以对妇科血分有热者多选用，如胎动不安。炒炭能缓和药物的烈性或副作用，并增强收敛止血的作用，所以黄芩炭对各种热性出血效果好，用于崩漏下血，吐、衄血。如陈老治疗外感热病时，热病初起多黄芩生用，以取其泻火力强的特点，泻中、上焦热邪。再诊热退后，改用炒黄芩，原因如下：一使药性专属于上焦清其余热；再酒炙后苦寒性缓和，药性多在上焦，减少对脾胃损伤，加快胃气恢复。

5. 麻黄

麻黄，味辛、微苦，温。归肺、膀胱经，有发汗散寒，有宣肺平喘，利水消肿的功效。陈老认为辛温走散力过强，易过汗伤阴，所以基本不用生品，对风寒感冒认为应用荆芥、防风之类即可。麻黄经蜜炙后发汗力减弱，长于宣肺平喘，陈老常用之。如麻杏石甘汤陈老用蜜麻黄代替原方的生麻黄。陈老对喘促喉中有水鸣声者，不论寒热，多有配伍。成人常从2～3g小量开始起，并根据症状轻重及个体对本药的反应逐渐加量。从小剂量开始，试验性应用，根据病情逐步加量，可避免其副作用。

二、注重同出一物的药物区别

陈老认为，同出一物的中药，因入药部位不同，其性味归经、升降浮沉、作用强弱也不同，为提高疗效，应鉴别分晓。中药具有的性味是构成药物性能的重要部分，同出一物的药物因部位不同或采集时间等不同，其性味归经常不同。药物需鉴别清楚，才能做到用药精确。

1. 苏叶、苏梗和苏子

三药均性温，味辛，但紫苏叶质轻上浮，所以重在解表散寒，主治风寒表证。紫苏梗作为紫苏的茎，主要在于宽胸利膈、顺气安胎，多用于治疗胸腹气滞的痞满作胀及胎动不安。紫苏子为种子，主沉降下行，偏于降逆平喘、润肠通便，主治肺气上逆的咳嗽或肠燥便秘。陈老根据症状时有两两配伍应用。对外感风寒有表证时用紫苏叶，对中焦脘痞不适或喉中自觉有痰者用紫苏梗，对痰浊盛者用紫苏子。

2. 桂枝和肉桂

桂枝为樟科植物肉桂的嫩枝，其干皮或粗枝皮为肉桂。二药均属辛温之品，都具有温运营血，通阳散寒的作用。桂枝以辛为主，偏于发散表邪，走表力胜，主上行而通经脉，主治外感风寒之恶寒发热、鼻塞、脉浮症；肉桂以走里见长，偏于温里散寒，入下焦而补肾阳，且可引火归原，主治里寒之畏寒肢冷、腰疼、脉沉等症。如陈老常用黄芪桂枝五物汤治疗气血亏虚导致的经络痹阻，在脾虚日久导致肾阳虚时常合用肉桂温补。

3. 桑白皮和桑叶

二药均寒凉。桑叶质轻升浮，疏风清热，清肝明目，主治外感风热之发热、头痛、咳嗽、咽喉肿痛及肝经实热所致的目赤肿痛等症。桑白皮为根部之皮，主沉降，偏于降气平喘，利尿消肿，主治肺热咳嗽、水肿等症。陈老在治疗肺热咳喘时常在杏苏散内联合本药。对小儿汗出多者，陈老认为其为稚阳之体，肺热偏盛，常给予桑叶泡水饮以清火止汗。

4. 厚朴与厚朴花

两药性味功用相近，因花性质轻，所以厚朴花药力较弱。同样砂仁和砂仁壳、扁豆和扁豆花均属此类。陈老常用厚朴花代替厚朴治疗脾胃湿阻气滞病证轻者，认为力轻不伤正，既能理气又可芳香化湿，其芳香化湿作用同于藿香、佩兰，又兼有理气除满功效，在湿阻患者中常用。

三、注意同名异物中药鉴别

中药源远流长，发展至今，随着时代、地域不同，名称多有变化，自古以来同名异物中药不辨，相互代替，应用模糊，并非少见，所以澄清混乱，对提高临床疗效非常重要。

1. 白蒺藜与潼蒺藜

白蒺藜又名刺蒺藜，潼蒺藜现称沙苑子，二者是两种药物，在科属、性味、归经方面均不同。白蒺藜味苦，性辛、微温，入肝经，有平肝疏肝，祛风明目功效。主治肝阳上亢，头痛、眩晕；胸胁胀痛，乳房胀痛；风热上攻，目赤翳障；风疹瘙痒；白癜风等。沙苑子性味甘，温，归肝、肾经，功效温补肝肾，固精，缩尿，明目。主治肾虚腰痛，遗精早泄，白浊带下，小便余沥，眩晕目昏。陈老常嘱要明确区分两种蒺藜，对风胜者，需用白蒺藜祛风清热，对肝肾阴虚者宜用潼蒺藜治之。

2. 南沙参与北沙参

南沙参是桔梗科植物，主产于安徽、四川、江苏等地。北沙参为伞形科植物，主产于山东、河北、辽宁江苏等地。《本草逢源》云："……有南北二者，北者坚实性寒，南者体虚力弱"。明代以前，尚无南北沙参之别，故导致一些医家南北不辨。陈老认为二者药物种属不同，性味、归经、功用均不尽相同，要仔细辨别。二者皆味甘微寒，但北沙参有微苦味，均归肺、胃经。北沙参功效养阴清肺，益胃生津；南沙参功用养阴清肺，益胃生津，补气，化痰。二者均用于肺胃阴虚证，北沙参味微苦，所以清肺润肺，清胃火力均优于南沙参。但南沙参略有补气功效，可补肺脾之气，可气阴双补。

3.苦杏仁和甜杏仁

苦杏仁为蔷薇科植物山杏,夏季采收的成熟果实,除去果肉及核壳,取出种子,晒干即可。甜杏仁为蔷薇科植物杏或山杏的部分栽培种味甜的干燥种子,二者均属蔷薇科植物,其略有差异,所以性味不同,造成了功效有异。苦杏仁味苦,性微温,有小毒,功效降气止咳平喘,润肠通便。主治咳嗽气喘,胸满痰多,血虚津枯,肠燥便秘等症,因苦有小毒,所以中病即止,不可久服。甜杏仁味甘平,功效虽与苦杏仁类似,但药力较缓,偏于润肺止咳,主要用于虚劳咳嗽或津伤便秘,可作为食疗长期服用。

4.怀牛膝和川牛膝

怀牛膝为苋科植物牛膝(怀牛膝)的根,川牛膝为苋科植物川牛膝(甜牛膝)的根。二者为同科属植物,但略有差别,所以药性功效基本相同,两者均能活血通经、补肝肾、强筋骨、利尿通淋、引火(血)下行。但川牛膝长于活血通经,怀牛膝长于补肝肾、强筋骨。

四、注重"对药"的临床应用

《灵枢·营卫生会第十八篇》曰:"中焦如沤",概括地指出了中焦脾胃腐熟、运化水谷,吸收转输精微的生理特点。陈老认为饮食不节,劳逸过度,七情所伤,或起居失宜,损伤脾胃,中焦沤渍失常,寒、热、食、湿、痰、瘀蕴结,虚实错杂,寒热并存,可同时出现多种复杂的临床症候。因此,处方时需根据药物的四气五味,或求同类相须,或取异类相使,或以反类相制,灵活应用药对,来提高疗效,并可去除药物之弊端。常用对药举例如下:

1.苍术与白术

陈老指出苍术与白术既有燥湿之力,又有运脾之功,湿去脾自健,脾健湿自化。白术甘缓苦燥,气味芳香,补气健脾。苍术辛香燥烈,走而不守,健脾胃以燥湿,除秽浊以醒脾。两者同类相须,一补一燥,补脾以去湿浊,燥湿运脾以补脾气之不足。用于食后腹胀、纳差、脘闷呕恶、四肢乏力、舌苔腻者。

2. 香附与砂仁

香附入肝、脾、三焦经，功效疏肝解郁，理气调中。砂仁归脾、胃、肾经，化湿行气，温中止泻。二药相须，以香附芳香辛行，散肝气郁结，味苦疏泄，平肝气横逆；以砂仁"醒脾调胃要药"，芳香辛散，化湿行气，治疗湿阻或气滞所致脘腹胀痛、胸膈噎塞、嗳气吞酸、纳呆等症。

3. 苍术与厚朴

苍术燥湿健脾行气，厚朴燥湿行气除满。二者异类相使，共奏燥湿运脾，行气和胃之效。陈老用于湿阻脾胃证，症见脘腹胀满、怠惰嗜卧、不思饮食、呕吐、恶心、嗳气吞酸、肢体沉重、自利、舌苔白腻而厚、脉缓者。

4. 白术与白芍

白术健脾益气，白芍酸甘敛阴柔肝，缓急止痛，二者相使，可抑肝扶脾，使肝气条达，脾胃健运。用于治疗胃痛、泄泻等肝脾不和、肝胃不和之证。

5. 陈皮与半夏

半夏辛温散寒，温胃止呕；陈皮理气燥湿，化痰和胃。脾性喜燥而恶湿，取意二陈汤，二药合用，则理气燥湿，化痰和胃。用于痰湿困脾（胃）证。

6. 白术与枳壳

即枳术丸。临床应用白术健脾益气；枳壳破气消积除痞，二者相配，攻补兼施，补气而不滞，破气不伤正，治疗脾虚不运，中焦气滞证，表现出纳食不香，脘胀痞闷，大便秘结。

7. 姜半夏与姜竹茹

陈老认为二者均为化痰止咳平喘药。其中，半夏辛温，燥湿化痰，消痞降逆，善治脏腑湿痰；竹茹甘寒性润，善清热化痰，除烦止呕。两药配伍，温凉并用，共奏化痰和胃、止呕除烦之功。

8. 姜半夏与黄连

半夏燥湿化痰，消痞散结，降逆止呕；黄连苦寒，清热燥湿。陈老认为二者合用辛开苦降，寒温并用，辛苦通降，以开痞散结，擅治痰湿阻滞中焦，气机不畅所致心下痞满、呕恶、纳呆等症。

9. 陈皮与枳实

陈老认为陈皮、枳实在性味上相同，但陈皮辛行温通，长于理气止痛，健脾和中；辛行苦泄，燥湿化痰，为治痰之要药。枳实辛开苦降，善破气除痞，消积导滞。二药相合，可增强行气止痛，健脾消痞作用。多治疗脾胃气滞，症见脘腹胀痛，或食后腹胀，纳食不香者。

10. 桔梗与枳壳

桔梗苦辛，入肺，性升散上行，长于宣肺中痰浊郁滞；枳壳苦辛，入脾、胃经，辛行苦降，善于行气化痰，散胸膈郁结之气。两药配伍，一升一降，一宣一散，调理气机，利肺宽胸，调和脾胃。治疗胸膈满闷，咳嗽，或肺郁失宣，大肠气滞所致的腹满便秘。

11. 砂仁与生地

陈老常用于阴虚湿热证。砂仁辛温，芳香健胃理气，温脾暖肾，下气止痛，宽胸疏气，化食除呕。生地凉血清热，养阴生津；两药相伍，行气又不伤阴，滋阴而不碍胃。

五、注重特殊药物配伍宜忌

人参与莱菔子相恶，书有记载，人有习传，然陈老在临床处方用药时，有二者合用，观其疗效显著。陈老认为根据二者的病证特点，可以配伍，古籍中亦有记载，查阅资料也能发现二者相伍之方，此目前仍有争议。

按照民众习俗，人参补气而萝卜耗气，吃人参后再吃萝卜，会将人参的补益功能消解。《本草集要》谓人参"畏萝卜"，几版高等中医药院校《中药学》教材均用"人参恶莱菔子"为例，解释中药七情配伍中相恶的概念，指莱菔子能破坏人参补气的作用。现代药理研究发现人参加莱菔子组对小鼠的抗疲劳作用不如人参组，表明莱菔子对人参的抗疲劳作用有拮抗效应的趋势，说明莱菔子确实可以降低人参补气的作用。应用薄层扫描法及液质联用法，对人参与莱菔子配伍后，对人参的主要指标成分人参皂苷含量进行了测定，结果显示莱菔子可抑制部分人参皂苷的溶出，表明莱菔子确有拮抗人参补虚作用之嫌，这在一定程度上验证了"人参恶莱菔子"之说。

人参与莱菔子同用，《医学衷中参西录》曰："莱菔子，无论或生或炒，皆能顺气开郁，消胀除满，此乃化气之品，非破气之品。盖凡理气之药，单服久服，未有不伤气者，而莱菔子炒熟为末，每饭后移时服钱许，借以消食顺气，转不伤气，因其能多进饮食，气分自得其养也。若用以除满开郁，而以参、芪、术诸药佐之，虽多服久服，亦何至伤气分乎"。清代名医傅青主也以人参配萝卜治倒饱中满与气虚，食不消化等病。清初名医陈士铎亦认为，两者伍用可以相辅相成。他在《辨证录》中，用人参与莱菔子配伍之方有奠土汤、加味四君子汤、温土汤、生胃进食汤、瓜蒂散、逐秽消胀汤、快膈汤、救儿回生汤等。陈氏善用二药治疗虚实夹杂证。近代已故名医、江苏省中医院张泽生教授也认为，人参或党参与莱菔子配用，此属变法。张教授曾说："余在临床上常用于噎膈患者，中气已虚而兼气逆痰阻者，莱菔子得人参，可降气消痰而不耗气，人参得莱菔子补而不滞。"早在清代，就有医家将莱菔子用于缓解消除因长期大量服用人参等补药后出现的不良反应，名医徐大椿在《药性切用·卷之四》中指出：莱菔子，"服参作胀，非此不消"。《本草新编》说："夫人参之除喘消胀，乃治虚喘虚胀也，虚证反现假实之象，人参遽然投之，直至其喘胀之所，未能骤受，往往服之而愈喘愈胀者有之，虽所增之喘胀乃一时之假象，少顷自然平复，然终非治之之善，少加萝卜子以制人参，则喘胀不敢增，而仅得消喘胀之益，此所谓相制而相成也。"并进一步总结到："人参得莱菔子，其功更神"，二者功用看似相反，但实为相制相成，亦为一补一行，补而不滞，补者为补正气虚，消者为消壅气实，二者相为相用，功效益甚。现有医家应用莱菔子导气汤（莱菔子25g，香附、柴胡、麦门冬、天门冬、五味子、远志、钩藤、生甘草各15g，大枣5枚）来治疗过服人参等补剂所造成的不良反应，其主要症状有高血压、精神高度兴奋，并伴有失眠、神经过敏、皮疹、食欲减退、晨泻等。人参与莱菔子相恶，两者同服是否真的会作用抵消，仍有待商榷。有报道认为，莱菔子有增强人参补益作用。用胡萝卜与人参同时喂养小鼠，抗疲劳试验、耐缺氧试验、耐热试验、低温游泳试验，人参加莱菔子组优于人参组，二者一补一行起到补而不滞的作用。结果否定了多年来"萝卜解参"的说法。由于萝卜与莱菔子的有效成分都是一样的，因而也证实了莱菔子也不会削减人参的补益之功。

陈老认为，二者可以配伍，互不相干，各走其道，人参补益，莱菔子消导，在补益的同时佐以消导可增强脾胃功能，助人参更好地发挥补益作用。根据病情需要，虚与邪实的轻重选择不同比例应用，且莱菔子多炒用。陈老治疗一患者，二药同用，疗效明显，病案如下：

王某，女，32岁，有胆结石，反流性食管炎，纳后自觉食物上冲，胀满不适，大便干，小便正常，寐差，舌质淡，苔薄白，脉沉弦。拟方如下：党参12g，白术12g，茯苓15g，陈皮10g，木香10g，砂仁5g，焦三仙各15g，旋覆花9g，鸡内金12g，连翘12g，柴胡10g，郁金10g，石菖蒲10g，炒莱菔子30g，生草6g，生姜3片，大枣5枚。7剂水煎服。陈老分析认为，患者肝气郁结，横犯脾胃，致脾土郁滞、胃气上逆，久则脾气受损而成。莱菔子辛散，善行气消胀，故用30g莱菔子为君，降气消食化痰通便，同时用柴胡、郁金行气疏肝，用香砂六君子醒脾健脾化痰。若只用莱菔子，不用参术，则恐正气耗丧，少量佐用人参、白术可达消导不伤正目的。

人参与莱菔子虽属相恶之品，只是在纯虚或纯实证时应避免同用，但临证时更多见虚实夹杂，全在于辨证时利弊权衡，二者相制相成，主次有别，若用之得当，非但不见相恶，反而相得益彰。

六、重视药物的煎服方法

现代中药汤剂一般多空腹早晚分服，陈老常在药物服法上，对一些患者有特殊交代，以顾护脾胃。如治疗外感发热患者，陈老均采用饭后服，其认为，治疗感冒发热患者，用药寒凉，饭后服一可避免对胃的刺激，不伤正气，二可仿桂枝汤之意，益汗源，助药力。同样对一些攻伐太过之品，或脾胃功能虚弱者，陈老也主张饭后服用。如刘某，女，47岁，习惯性便秘，半月一行，大便不干而排便困难，口干苦，晨起明显，口疮反复，寐差，胃寒不能纳食生冷，舌质淡，苔薄腻，脉沉。拟方如下：桃仁12g，杏仁12g，厚朴10g，大黄10g（后下），炒莱菔子30g，大腹皮15g，槟榔12g，当归10g，川芎9g，怀牛膝12g，桔梗10g，白茅根15g，远志10g，肉苁蓉15g，焦三仙各12g，生甘草6g，车前子15g（包）。7剂水煎服早晚饭后服。陈老分析此患者为阳虚便秘，需攻补兼施，方用济川煎加减，在温补肾阳之基础上，应用了大量理气润肠通便之品，若空腹服用，虽泻下之力强，可解一时之快，但恐泄后伤正，故给予饭后服，缓缓泻下，脾胃不伤。

陈老在临床上，常告知患者的煎药方法，他认为冷水浸泡必须半小时以上或更长时间方能使药物成分有效溶于水，如对解表药需急火，补益药小火慢煮，对先煎后下包煎均做明确交代，务使药尽其能。同时注意告知服药期间的"饮食禁忌"，在其医案里，每每可发现他再三嘱咐患者，须忌食生冷、辛辣刺激、油重、荤腥之品、忌酒等。他认为不论何种疾病，人体在得病时，脾胃功能均有所不同程度的下降，而此类饮食易损伤脾胃功能，加重脾胃的负担，不利于病情的恢复。朱丹溪曾在《格致余论·饮食箴》言："五味之过，疾病蜂起"。所以在得病期间一定要顾护脾胃，使化源充沛，方能尽快祛邪外出，否则虽用药得当，但调摄失宜，则导致药力下降，甚至徒劳无功。这也提醒医者，必须注重指导患者在服药过程中的饮食和情志劳逸等调摄问题，才能与药物取得相得益彰的效果。

七、利水药物运用宜忌

陈师认为利小便是邪气的出路之一,一切小便不利者均可使用利水药来治疗,但需注意以下四点:

1. 利小便的药物在使用上一般均应根据不同情况配合肝经药物,因肝主疏泄,而小便不利除了肾与膀胱渗利失职之外,一般常与肝的疏泄功能失职有关。所以肝经药常与利小便药合用,以利水湿之邪从小便而出,如温肝药如桂枝、沉香、川椒目等,再如疏肝理气如广木香、槟榔、青皮、陈皮等,疏肝活血药如牛膝、益母草等为常用之品,所谓"气行水亦行,气滞水亦滞","行水必先活血"。临床中便秘使用理气药也缘于此。当然,也可用提壶揭盖法,以达到利水的目的。

2. 利小便药物在使用时必须适可而止。因为利水药皆易伤阴,如猪苓汤中加阿胶即缘于此。水肿患者浮肿而小便并非太少者,不可用利水药。浮肿而小便不利者也只能用到"衰其大半而止",不能因为肿未完全消除或为巩固疗效而长期使用,利小便药物服用日久可使患者形衰、神疲、肢软,致久卧在床,不利于疾病的好转。

3. 利水治疗仅属治标,因此利水药物的应用必须在治本的基础上进行,急症初期可以在治本的基础上同时利水,标本并治以后应逐步撤减,症状基本控制后即完全撤去以治本为要,如参苓白术散,重用黄芪以利病情恢复。

4. 利水药物在制剂上以丸散汤剂为好,剂量宜稍大,在服法上以晨起空腹为佳,以严密的观察监护为好,以防意外的发生。服利水药时要忌盐,以"有胃气则生,无胃气则死"为准则,宜以粥送服,或枣汤送服为妙,以防攻下伤胃之弊。

第八章
陈家礼疾病辨治经验

一、湿阻

湿阻是指湿邪阻滞中焦，运化功能减弱，以脘腹满闷、肢体困重、纳食呆滞等为主要临床特征的病证。多发在江南、沿海等潮湿地区，尤其是在夏令梅雨季节较为常见。陈老早年毕业于南京中医学院，后在我院长期从事临床工作，在诊疗中，虽天已几近寒冬，本地又地处北方，气候干燥，而陈老每每诊断为湿阻，始多不解，后多方查阅，并请教陈老，豁然开朗，现将陈老对湿阻的辨治经验总结如下：

1. 湿邪为患，是疾病特点

古代文献并无湿阻之病名，但有湿证、湿病、伤湿等病证记载。《医学入门》曰："湿气熏袭人多不觉，有自外入者……有自内得者，生冷酒面滞脾，生湿郁热，多肚腹肿胀。西北人多内湿，东南人多外湿"。可见本病虽以南方、长夏为多见，在其他地区，其他季节也可见到。无论内湿、外湿，湿邪为患是本病的特点，表现在：湿性重浊，《素问·生气通天论》曰："因于湿，首如裹"。故可见肢体困重，头重如束布帛；湿为阴邪，易阻遏气机，多表现为脘腹满闷，饮食呆滞；湿性黏滞缠绵，表现为排出物及分泌物多滞涩不畅，如舌苔腻浊，口臭或有甜味，二便多且秽浊不清或不爽等。本病起病缓慢，症状缠绵，病程较长，反复难愈。病位固定不移。

2. 病在脾胃，重在运化

《素问·至真要大论》曰："诸湿肿满，皆属于脾"。脾为阴土，乃运化水湿的重要脏器，性喜燥恶湿，故湿邪为患，首先困脾。《证治汇补·湿症》说："治湿不知理脾，非其治也"。脾为后天之本，李东垣《脾胃论》"百病皆有脾胃衰而生"。故陈老在治疗本病中，不论内湿、外湿致病，皆注重脾胃的运化，脾胃呆滞则水湿不除，脾运健、清气升，湿邪则祛。《本草纲目·十剂》有"风药可以胜湿，燥药可以除湿，淡药可以渗湿……"最常采用芳香化湿、苦温燥湿、苦寒燥湿治法，不论寒化、热化，均须佐以淡渗之品，有时亦佐以风药以胜湿。常用香砂六君子汤、平胃散、藿香正气散、三仁汤等加减。如患者陈某，男，37岁，司机，诉胃脘不适，素喜肥甘，纳后恶心、脘闷，双目困涩，咽痒，咽中有痰，不易咳出，寐中汗出，舌苔白腻，脉濡。诊断为湿阻，拟方如下：党参15g，白术10g，苍术10g，茯苓20g，陈皮15g，半夏6g，木香10g，砂仁（后下）10g，焦三仙各10g，郁金10g，石菖蒲10g，枳壳15g，姜竹茹6g，生薏苡仁30g，青蒿10g，滑石（包）3g，连翘20g，藿香15g，佩兰15g，车前子（包）30g，生甘草10g。7剂水煎服。方中用香砂六君子健脾运脾，苍术燥脾，藿香、佩兰芳香醒脾，伍薏苡仁、滑石、车前子淡渗利湿剂，从不同角度治疗，以达脾胃得以运化目的。

3. 虚实有别，分清主次

本病是由湿邪为患而成，初期以邪实为主，久湿不除，脾失健运，则成本虚标实之证，故初期不可妄投补药以免壅塞气机。久之，则宜根据症状分虚实主次，实行清补兼施。例如：王某，男，44岁，形体偏胖，头重如蒙，四肢困倦，症状时轻时重，兼脘闷不适，舌质淡，苔白腻，脉沉滑。诊为湿阻，拟方如下：陈皮15g，姜半夏6g，茯苓20g，枳壳15g，姜竹茹6g，紫苏12g，苍术10g，白术10g，天麻9g，青蒿10g，生薏苡仁30g，桑叶10g，菊花10g，生姜3片，大枣3枚。7剂水煎服。学生询问陈老，胖人多脾虚，脾为生痰之源，为何本方不加补气之党参。陈老认为，患者初病，虽为痰湿之体，但现症见头重如蒙，与气候有关，尚有外湿因素，祛湿为要，若始即用补益之品，反壅塞气机，助湿生热。

4. 区别寒热，注意兼变

《温病条辨·中焦》曰："湿之入中焦，有寒湿，有湿热，有自表传来，有水谷内蕴，有内外相合，其中伤也，有伤脾阳，有伤脾阴，有伤胃阳，有伤胃阴，有两伤脾胃。伤脾胃之阳者十常八九，伤脾胃之阴者十居一二，彼此混淆，治不中窍，遗患无穷，临证细推，不可泛论"。所以由于感邪的轻重、体质的盛衰，可有寒化和热化不同，湿为阴邪，热为阳邪，二者性质不同，致病各有特点。因此，掌握传变的趋向，决定治疗大法，有着重要的意义。一般素体脾虚，中阳不振者，病程中病邪易从寒化，表现为湿胜热轻，或为寒湿；若素体胃阴不足，中阳偏旺者，病邪易从热化，出现热重于湿的表现。其湿与热的轻重，除根据症状来判断外，舌色和舌苔的变化尤其要注重。热胜则舌质偏红，苔色转黄；湿胜则湿重，必有舌质淡、舌体胖，苔白滑腻润。从症状来看，咽部症状非常重要，有一份咽痛则说明有一份热邪相兼。同时需辨他症，口淡无味或有甜味，口不渴，苔白腻者为寒；口干，烦渴不欲饮，口苦，小便黄，或大便秘结者为热。

5. 用药有方，调摄有度

《景岳全书·传忠录》曰："湿证之辨，当辨表里……若道路冲风冒雨，或动作辛苦之人，汗湿粘衣，此皆湿从外人者也。如嗜好酒浆生冷，以致泄泻、黄疸、肿胀之类，此湿从内出者也。在上在外者宜微从汗解，在下在里者宜分利之。湿热者宜清宜利，寒湿者宜补脾益肾"。指出需根据湿邪的性质辨证论治。《重订严氏济生方·诸湿门》曰："治湿之法，不可大汗，慎不可以火攻之……"所以解表药为佐药，用量要小，以微汗为度，提示了治疗湿阻时的宜忌。《临证指南医案·湿》说："总以苦辛寒治湿热，苦辛温治寒湿，概以淡渗佐之，或再加风药，甘酸腻浊，在所不用"，认为方药应以轻疏灵动为贵，轻指剂量宜轻，轻可去实；疏指应疏利气机，顺其脾胃升降；灵指方药有效、结构灵活；动指方药不宜呆滞，忌用腻滞之晶。轻疏灵动，一则可使湿邪得以透达，再则可使脾运得以健旺。病在上焦，宜辛香宣透，芳化湿浊。故用芳香化湿之法，宣发肺气，疏通肌腠，使腠理通达，则微有汗出，湿邪可从汗解，湿祛则热亦随之而散，常用药如藿香、佩兰、香薷等芳香之品，淡豆豉、炒山栀等宣阳之类，大豆卷、秦艽等轻扬化湿之属，而不用辛温、寒凉的药物。正如吴鞠通所说："治上焦如羽，非轻不举"。病在中焦，宜苦温、苦寒燥湿。病入中焦，出现咽红咽痛，苔白质红，或黄苔说明湿郁化热，此时用药不可过用辛温香窜之品，否则易伤阴，而用苦寒燥湿法，祛除湿邪，以调整脾胃功能，使之恢复升降平衡。正如吴鞠通所说："治中焦衡，非平不安"。代表药如黄芩、黄连、半夏、陈皮等，若湿邪较重，则选用些香燥药物，如草豆蔻、苍术、厚朴、半夏、白豆蔻等。同时因湿热闭阻中焦，气机不利，脾胃往往呆滞，升降失司，故在祛除湿邪的同时，诸如佛手、陈皮、枳壳、枳实、薏苡仁、焦三仙、炒莱菔子、蚕沙、木瓜等理气行滞、醒胃消导之品也必不可少。病在下焦，宜淡渗利湿。陈老治湿邪在下焦，善用淡渗利湿之品，代表药如猪苓、赤茯苓、泽泻、通草、车前子、赤小豆等。尽管三焦用药各有所侧重，但在一般情况下，陈老认为病虽有侧重，但人体是一个整体，一脏有病，必在不同程度累及他脏，所以组方还是上、中、下三焦互相配合，以宣上、畅中、渗下为法，寒热并用，辛开苦降，出入灵活，以达到宣畅三焦气机功能。湿热宜伤阴，而养阴药多滋腻，须辨好药物，把握好用量。陈老多在清热燥湿之中少佐猪苓、生地之品，同时多用芦根、淡竹叶、鲜石斛等养阴不碍湿之品。湿从寒化者，多因脾阳，则常加升麻、葛根，以升阳益胃。加草豆蔻、高良姜、荜茇温中散寒。寒甚及肾，导致脾肾阳虚者，则加干姜、附子、仙灵脾等温补脾肾，蒸化水湿。

煎药方法：

① 治湿阻方药多芳香之品，需注意香药不可久煎，以香气大出为度。

② 治湿宜守：湿性黏滞，难求速效，故认准之后宜守方，不宜频繁更方，诸祛湿药中如猪苓、薏苡仁、车前子、泽泻、滑石等淡渗利湿之品，此类药药性平和，在辨证施治中灵活选用其中数味守服，并无妨碍。其中薏苡仁一味，利湿兼能健脾，堪称治湿佳品。

③ 饮食清淡：酒类及肥甘厚味能碍胃助湿，当属禁忌。

二、湿温

湿温是由湿热病邪引起的急性热病，多见于夏秋季节，起初具有身热不扬，身重肢倦，胸闷脘痞，苔黄腻，脉缓等主要症状。本病起病缓慢，传变较慢，主要稽迟于气分，以脾胃为主要病变部位。薛生白认为："太阴内伤，湿停饮聚，客邪在至，内外相引，故病湿热。此皆先有内伤，再感客邪"。说明本病的病因以脾胃损伤，运化失司为本，加之外感湿热之邪而病湿温。湿热浊邪阻滞气机，郁遏清阳是湿温病机的主要特点。

验案举例

李某，男，74岁，2010-5-16入院。主诉发热10天，患者10天前洗澡着凉后出现发热，体温38℃左右，以晚间发热为主，伴鼻塞流涕，自行口服感冒药及头孢克洛分散片，鼻塞、流涕消失，但发热未减，血常规示白细胞增高，具体不详；在诊所输注头孢唑啉钠2天后不效，发热未降，体温反高达39.4℃；加用阿奇霉素静脉滴注治疗，仍不效，故收住入院。入院症见：发热，体温波动在37.6～39.8℃，发热以下午至晚间为甚，凌晨体温逐渐下降，汗出多而热不解，恶寒轻，伴咽部不适，咳嗽，无痰，偶感恶心，精神差，纳食差，饮水多，大小便正常。患者有胃溃疡、糖尿病、高血压病史，服二甲双胍、格列齐特片、依那普利片治疗，血糖、血压控制正常。入院体格检查：体温：37.4℃脉搏：88次/分，呼吸：21次/分，血压：130mmHg/80mmHg。咽部略充血，扁桃体不大，双肺呼吸音清，未闻及干湿啰音。入院化验及理化检查：胸片示右下肺纹理增多，增重，提示右下肺炎。血常规示白细胞15.9×10^9/L，淋巴细胞比率11.5%，中性粒细胞比率82.4%，血红蛋白108g/L，血糖12.52mmoL/L。西医诊断：发热待诊，右下肺炎考虑。中医诊断：感冒（风热型）。主管医师观其舌淡苔薄黄，脉浮数，即中药给予疏风清热的银翘散加减进行治疗：银花2包，连翘2包，杏仁1包，浙贝母1包，牛蒡子1包，生地1包，陈皮1包，半夏1包，薄荷1包，枳壳1包，桃仁1包，生山楂1包，3剂，为免煎颗粒剂，早晚水冲分服，日1剂。2日后行肺CT检查结果未见异常，可排除肺炎的诊断，诊断仍为发热待诊。从血常规看认为是感染导致的发热，故继续抗炎治疗不变，并查找发热的原因。

患者入院第3日，热势仍高，体温高达38℃余，家属自行邀请我院一专家诊治，认为外感风寒导致，拟方如下：柴胡1包，黄芩1包，荆芥1包，葛根1包，姜半夏1包，羌活1包，独活1包，藿香1包，细辛1包，炒白术1包，生三仙各1包，甘草1包，2剂，服法同前。服药一日后，患者体温仍波动在37.1～38℃间，乏力纳差明显。复查血常规：白细胞

11.3×10^9/L，淋巴细胞比率、中性粒细胞比率恢复正常，血红蛋白较入院时好转。化验血沉偏快，C反应蛋白、抗链"O"、类风湿因子结果均正常，咽细菌培养为草绿色链球菌。请山西医科大二院呼吸科专家会诊，查体咽略充血，双肺呼吸音清，心脏无杂音，腹部右侧中输尿管点压痛（±）。分析：①血常规高以中性为主，仍考虑感染性发热，建议行末梢血涂片，碱性磷酸酶染色，以判断区别细菌感染和病毒感染，腹部右侧中输尿管点压痛（±），患者发热，饮水多，尿频，虽无尿急、尿痛但泌尿系感染尚不除外。草绿色链球菌是分布于咽部的正常菌群，胸片、肺CT不支持肺炎的诊断。②患者血沉快，是否存在结核、免疫系统疾患可能，建议行尿培养及结核、免疫系统方面检查。

2010年5月22日，主管医师认为，头孢曲松静脉滴注3日症状缓解不明显，改用哌拉西林舒巴坦2.5g，一日2次静脉滴注，以加强抗感染力度。因患者发热已十余天，热势未减，再次更换中医专家延诊。患者合并糖尿病，发热且多饮，考虑可能热盛阴伤，中药以滋阴退虚热为法，拟方如下：沙参15g，麦冬15g，桑白皮12g，地骨皮15g，秦艽10g，知母10g，银柴胡10g，杏仁10g，浙贝母15g，枳实15g，陈皮10g，鱼腥草30g，桔梗10g，芦根30g，神曲15g，甘草6g，以生姜为引，3剂，水煎服，日1剂，早晚分服。后在此方基础上化裁加生石膏、黄芪、冬瓜仁等连服7剂，患者症状无改善。

2010年5月28日，结核检测PPD阴性，结核抗体、结核蛋白芯检测均阴性，基本可排除结核。肥达试验、外斐（Weil-Felix）试验阴性排除伤寒、斑疹伤寒。山西医科大学第二医院血涂片示：单核细胞4%，淋巴细胞8%，中性粒细胞87%，中性杆状细胞1%，支持细菌感染可能。

2010年5月31日，免疫系列ENA检测皆阴性，基本排除了风湿免疫系列疾患。多次检查尿常规结果正常，尿培养无细菌生长，排除泌尿系感染。故目前诊断仍考虑上呼吸道感染。因多次更换抗生素效果不佳，血常规白细胞于2010年5月24日再次增高为13.2×10^9/L，血红蛋白99g/L，患者纳食差明显，脘闷无食欲，全身疲乏无力，下午至夜间仍发热，凌晨后可自行汗出，体温下降，早晨多在37.4℃左右，大便不干，小便多，血糖控制在空腹8 ~ 10mmoL/L、餐后10mmoL/L左右。

2010年5月31日，患者求诊于陈老。陈老观其舌脉，舌质淡，苔薄黄腻，脉濡滑，面色淡黄，患者虽饮水多，皆因发热强迫所为，实为口和不渴，发热午后上升，但热势不扬，汗出多，热缠绵不解，反复不愈。结合季节辨证为湿温，证属湿热之邪留恋气分，邪在半表半里伏于膜原。拟方如下：柴胡10g，黄芩10g，姜半夏10g，杏仁10g，白蔻仁9g，生薏苡仁3g，陈皮10g，茯苓15g，厚朴花9g，滑石18g，青蒿15g，姜竹茹6g，桔梗10g，焦三仙各15g，豆豉10g，薄荷（后下）3g，甘草4g，生姜3片，大枣3枚，5剂，水煎服，日服1剂，分2次饭后服。

2010年6月4日再诊，患者服药2剂后热渐下降，5剂后体温正常，但仍身困乏力，纳食差，无食欲，舌质淡，腻苔已减，苔薄白微腻，脉濡弱。上原方加党参12g，灵芝12g，继续服5剂。

2010年6月11日再诊，患者精神仍感乏力，纳食略好转，体温正常，但汗出过多，动则汗出明显，舌质淡苔薄白少津，脉弱。拟方如下：党参15g，银柴胡10g，炒黄芩10g，姜半夏10g，陈皮10g，茯苓15g，滑石18g，青蒿15g，姜竹茹6g，桔梗10g，焦三仙各18g，豆豉10g，薄荷（后下）3g，白薇10g，灵芝15g，鸡内金10g，甘草4g，生姜3片，大枣3枚。5剂，患者好转出院。

2010年7月11日随访，患者回家后饮食调养，以清淡易消化，忌食生冷、辛辣、肥甘之品，劳逸结合，再无发热，汗出减少，精神食欲恢复，生活恢复正常。1个月后复查血沉恢复正常，血常规正常。

病案特点及心得

陈老诊治该患者认为，其以下特点符合湿温的诊断：①患者有胃病史，说明脾胃不健，加之洗浴后除外感风寒之邪外，尚加有湿邪。②患者发热长达1个月，缠绵不愈，身热不扬，午后明显，身困乏力，不欲饮食，面色淡黄，舌质淡，苔薄黄腻，脉濡滑，是湿热的症候特点。③湿热病邪入侵人体，虽多"直取中道"，径犯脾胃，但在病之初起，因邪从外受，郁遏肌表，故常见内外合邪，卫气同病。一般湿温卫分过程比较短，卫分表证消失后即表现为湿阻气分的症候。该患者初起有伴鼻塞流涕症，但很快消失，符合邪气入里表现，其症状留恋，月余变化不大，符合湿邪致病的特点。在辨证治疗方面陈老认为，该病症在六经辨证为外邪由表入里，属少阳病证；在卫气营血辨证属邪在卫气；在脏腑而言，病及胃肠肝胆。综合分析，以湿热留恋，邪在半表半里少阳膜原为特点。临床上用小柴胡汤合三仁汤加青蒿化裁治疗。三仁汤开上、畅中、渗下清利湿热。小柴胡汤抒解少阳之机，柴胡、黄芩二药既清热又疏解，清解热邪，性平和不伤脾胃，同时用半夏、生姜与黄芩配合，辛开苦降和脾胃。青蒿是清透少阳邪热之要药，与二方中黄芩、半夏、滑石相配伍，取蒿芩清胆汤之意。饭后服，鼓舞胃气，驱邪外出。二诊患者热退，但仍身困乏力，纳食差，无食欲，舌淡，腻苔已减，说明热邪已减，但脾胃虚弱，湿邪尚存，故原方加党参12g，灵芝12g鼓舞正气，以达健脾益气，祛邪外出目的。三诊从症状舌脉看，为疾病后期，正气已伤，余邪未清，湿热之邪已伤阴津，故用药宜平和，以健脾和胃除湿，清余热为法。故去杏仁10g，白蔻仁9g，生薏苡仁30g，厚朴花9g，加白薇10g，改柴胡为银柴胡退余热养阴，加鸡内金10g，加强开胃健脾之功。黄芩改炒用，以减轻其苦寒之性，防止损伤脾胃，并加大党参、灵芝的药量，增强补气之功。三诊之方较初诊方，补气力度大增而清利湿热之功渐减。

陈老指出，该病案初起需与感冒相鉴别。感冒是由于风邪侵袭人体而引起的疾病，以头疼、鼻塞、流涕、喷嚏、恶寒发热脉浮为主证。一般病程3～7日，在整个过程中很少传变。该患者虽初起有轻微卫表症状，但很快消失，以发热缠绵、身困、纳差为特点，所以不属于感冒。湿温的病程较长，其午后身热一症，易于被误认为阴虚发热。但患者尚有面色淡黄，舌质淡，苔薄黄腻，身困为特点，所以该患者曾用滋阴退虚热法治疗不效。糖尿病中医属于消渴范畴，虽多以阴虚燥热为病理基础，但部分患者可由脾胃虚弱，脾失转输，精微失布导致，不能由此及彼，妄加推测，应根据症状仔细分析辨证。对发热患者除采用内科系统常用的辨证方法外，尚需结合六经辨证、三焦辨证、卫气营血辨证，从多方面考虑才能全面。吴鞠通《温病条辨》43条："头痛恶寒、身重疼痛……名曰湿温。汗之则神昏耳聋，甚则目瞑不欲言；下之则洞泄；润之则病深不解。长夏深秋冬日同法，三仁汤主之"。认为湿为阴邪，其来有渐，因其性氤氲黏腻，非若寒邪之一汗即解，温热之一凉即退，故难速已。汗伤心阳，湿随辛温发表之药蒸腾上逆，内蒙心窍则神昏，上蒙清窍，则耳聋、目瞑不言……见其午后身热，以为阴虚而用柔药润之。湿为胶滞阴邪，再加柔润阴药，二阴相合，同气相求，遂有痼结而不可解之势，提出忌汗、下、滋润。故该患者初始治疗，应用辛凉解表、辛温解表、滋阴退热法，均为本病禁忌，所以不效。湿邪为患，不宜过早补之，所以陈老一诊不用党参，反二诊加之，三诊加量，皆此原因。

三、胃痛

胃痛，又称胃脘痛，是以上腹部近心窝处经常发生疼痛为主的病证。有急、慢性之分，急性胃痛多起病急，以外感寒邪或过食生冷或暴饮暴食导致，以实证为主。慢性胃痛，起病缓慢，多因内伤饮食和情志不畅引起。慢性胃痛在临床上多见于慢性胃炎，胃、十二指肠溃疡，胃癌等病。临床上从古至今许多大家对本病都有论述，陈老对慢性胃痛的治疗有深刻的认识，现介绍如下。

1. 补消兼施，顾护脾胃

陈老认为，慢性胃痛皆虚实夹杂为患，由于长期生活不规律，导致脾胃受损，脾胃虚弱，成为本虚。脾胃运化失司，可导致食积内停、痰浊内生，久则郁而化热，形成虚实寒热夹杂证，因此在用药上应分清主次采取消补兼施之法。陈老惯用香砂六君子汤加味，在香砂六君子汤益气健脾，行气化痰基础上加焦三仙、莱菔子以消导化积。陈老常常用党参和莱菔子配伍治疗本病，他认为二药相配伍，各行其道，一补一消，使补而不滞，消而不伤正，临床上据虚实情况适当调整二药比例即可。对兼有化热表现的，酌加黄连、连翘等。病例如下：王某，男，40岁，2009-7-7就诊。近两月经常胃脘不适，隐隐作痛，得热则舒，纳食不香，大便干，精神尚可，舌淡苔白，脉沉。处方如下：党参12g，白术12g，茯苓15g，陈皮10g，姜半夏10g，广木香6g，砂仁5g，焦三仙各15g，炒莱菔子30g，大腹皮15g，枳壳10g，槟榔10g，连翘10g，生薏苡仁30g，炙甘草6g，生姜3片，大枣3枚。7剂水煎服。

2. 调肝柔肝，肝脾同治

肝主疏泄，脾胃的运化功能有赖于肝的正常疏泄。《素问·保命全形论》说"土得木而达"。《血证论》也云："木之性主于疏泄，食气入胃，全赖肝木之气以疏泄之，而水谷乃化；设肝之清阳不升，则不能疏泄水谷，渗泄中满之症，在所不免"。陈老认为，胃痛的发生与情志密不可分，且脾胃有病，土虚势必有木旺之趋势，故治疗上，常在益气健脾中联合应用疏肝行气之品，以使脾运得畅。常用柴胡、郁金、川楝子、香附、枳壳等药，疏肝之品多辛燥，宜伤阴，故常佐用白芍，一可养血柔肝，二可缓急止痛。病例如：杨某，男，55岁，2009-10-20就诊。诉胃痛，时有连及胁部，纳后明显，舌质淡，苔薄白，脉弦细。辨证属脾虚肝郁。处方如下：党参12g，白术12g，茯苓15g，陈皮10g，半夏10g，木香10g，砂仁5g，醋柴胡9g，白芍15g，郁金10g，石菖蒲10g，延胡索12g，川楝子12g，香附10g，三七3g，丹参30g，桔梗10g，焦三仙各15g，枳壳10g，川芎9g，炙甘草6g。7剂水煎服。

3. 温补肾阳，以助脾运

张介宾《景岳全书·心腹痛》说："因寒者，常居八九，因热者，十惟一、二……盖寒则凝滞，凝滞则气逆，气逆则痛胀由生"。慢性胃痛日久，由气及阳，可导致脾阳虚损。中医有"脾阳根于肾阳"之说，故对于脾胃虚寒患者，在健脾益气温中的基础上，酌加温补肾阳之品，可起到事半功倍的效果。陈老常选菟丝子、乌药、补骨脂等药。病例如：侯某，女，50岁，2009-11-24就诊，诉胃痛隐隐，不能饮冷和纳食水果，寐差，伴腰困乏力，大便干，舌质淡，苔薄白，脉沉细。辨证属脾胃虚寒，拟方如下：党参15g，白术12g，茯苓20g，陈皮10g，木香6g，砂仁5g，炒白芍20g，焦三仙各18g，炒莱菔子30g，杜仲15g，川续断15g，桑寄生15g，当归15g，菟丝子12g，白蒺藜10g，延胡索12g，炙甘草6g，郁金10g，生姜3片，大枣3枚。7剂水煎服。此方用香砂六君子汤合六君子汤，再加木香、砂仁组成，功在益气和胃、行气化痰，用于主治脾胃气虚，痰阻气滞证。汪昂《医方集解·补养之剂》对四君子汤、六君子汤评价如下："此手足太阴足阳明药也，人参甘温，大补元气为君，白术苦温，燥脾补气，为臣，茯苓甘淡，渗湿泻热为佐，甘草甘平，和中益土为使也，气足脾运，饮食倍进，则余脏受荫，而色泽身强矣，再加陈皮以理气散逆，半夏以燥湿除痰，名曰六君，以其皆中和之品，故曰君子也"。陈老认为所谓君子，即药用平和，不伤正气，无过寒、过热、过燥、过腻之弊，对脾胃虚弱者可长久应用，而无后顾之忧。慢性胃痛是在脾胃虚弱的基础上，兼夹邪实形成的。中医云"不通则痛，通则不痛"，不通的原因可为气虚、食滞、寒凝、气滞、血瘀、痰阻等因素。所以陈老治疗此类疾病多应用香砂六君子汤补虚、行气化痰治疗，或配伍消食导滞，或疏肝行气，或散寒温肾，或活血止痛，或化痰清热，或兼而有之。

现代医学研究认为香砂六君子汤能抑制胃黏膜瘀血、水肿等病理变化，减轻炎细胞浸润，减少上皮化生；能较好地拮抗胃黏膜的慢性损伤；促进胃液分泌，显著提高胃液游离酸度的排出量；增加已减少的胃窦细胞，改善胃肠道的内分泌功能，还能调节细胞免疫及体液免疫功能。香砂六君子汤能抑制胃酸及胃蛋白酶分泌，有利于反流性胃炎的治疗；可延缓 H^+ 自胃腔向黏膜内的弥散，并阻止碳酸氢盐自上皮细胞表面向胃腔内的移行，从而保护胃黏膜，使其免受损伤。香砂六君子汤水煎液对胃黏膜出血有显著的治疗效果，对胃黏膜损伤有促进自愈的疗效，且呈时效关系，治疗作用快速、高效。所以经现代研究证明，该方虽简单，但经过配伍化裁治疗慢性胃痛多能有效。

四、痞满

痞满是指以自觉心下痞塞，胸膈胀满，触之无形，按之柔软，压之无痛为主要症状的病证。可根据部位划分为胸痞、心下痞等，心下即胃脘部，故心下痞又可称为胃痞，临床中以胃痞常见。《黄帝内经》中称其为痞、满、痞塞等，如《素问·异法方宜论篇》的"脏寒生满病"，《素问·五常政大论篇》的"备化之纪……其病痞"，以及"卑监之纪……其病留满痞塞"等。《素问·太阴阳明论》"食饮不节，起居不时者，阴受之。阴受之则入五脏，入五脏则䐜满闭塞"。《素问·异法方宜论篇》的"脏寒生满病"，指出引起痞满的病因有饮食不节、起居不时、寒气停滞等。痞满病名首见于《伤寒论》"若心下满而硬痛者，此为结胸也，大陷胸汤主之，满而不痛者，此为痞，柴胡不中与也，半夏泻心汤主之"，不仅提出了痞的概念，还指出其病机为正虚邪陷，升降失调，治疗应寒热并用，辛开苦降，创立泻心汤治疗痞满。巢元方《诸病源候论》提出"八痞"、"诸痞"之名，分析其病因病机，并对痞作了初步的解释："痞者，塞也。言腑脏痞塞不宣通也"。东垣治疗该病提倡脾胃内伤之说，创立了辛开苦降，消补兼施的消痞丸、枳实消痞丸等，临床上作为治痞的代表名方仍在频繁使用。《丹溪心法·痞》解释其名为"痞者与否同，不通泰也"，并将痞满与胀满作了区分："胀满内胀而外亦有形，痞则内觉痞闷，而外无胀急之形"。在治疗中反对滥用利药攻下，认为中气重伤，痞满更甚。《景岳全书·痞满》"痞者，痞塞不开之谓；满者，胀满不行之谓。盖满则近胀，而痞则不必胀也。所以痞满：一证，大有疑辨，则在虚实二字，凡有邪有滞而痞者，实痞也；无物无滞而痞者，虚痞也。有胀有痛而满者，实满也；无胀无痛而满者，虚满也。实痞、实满者可散可消；虚痞、虚满者，非大加温补不可"，对该病作了更为详尽的解释，且对其进行了虚实辨证。《类证治裁·痞满》中将痞满分为伤寒之痞和杂病之痞，把杂病之痞又分为寒滞停痰、饮食寒凉、脾胃阳微、中气久虚、精微不化、脾虚失运、胃虚气滞等证型，对临床很有指导意义。一般认为是由于感受外邪、内伤饮食、情志失调等导致中焦气机失司，脾胃功能失调而发病，该病以自觉胃脘痞塞、满闷不舒为主要临床表现，其痞按之柔软，压之不痛，视之无胀大之形，多伴有胸膈满闷，饮食减少，得食则胀，嗳气稍舒，大便不调，消瘦等。多为慢性起病，时轻时重，反复发作，缠绵难愈。实痞的治疗：饮食停滞证用保和丸加减，痰湿内阻证用二陈汤合平胃散加减，湿热阻胃证用泻心汤合连朴饮加减，肝胃不和用越鞠丸加减；虚痞的治疗：脾胃虚弱证用补中益气汤加减，胃阴不足证用益胃汤加减。该病多与西医学中的慢性胃炎、胃神经官能症、胃下垂等消化系统疾病对应，当出现以胃脘部痞塞、满闷不舒为主要表现时，皆可按该病辨证论治。当今社会，年轻人多饮食、起居不规律，消化系统疾病常见，陈老常嘱患者规律、清淡饮食，忌暴饮暴食，忌肥甘厚味、辛辣生冷之品，起居规律，注意休息，保持心情舒畅等。

验案举例

病案一

王某，女，43岁，2009-10-11就诊。主诉胃脘胀满不舒，纳差，困倦乏力，嗜睡，四肢困重，口苦舌干，大便黏滞不爽，时有小便次数增多，平素易外感。舌质淡，质体胖，苔厚腻，脉沉滑。诊为痞满，辨证为脾胃虚弱，湿邪内盛。治则：健脾益胃，利湿化痰。方用升阳益胃汤加减：黄芪20g，姜半夏9g，党参12g，白芍15g，防风10g，羌活10g，陈皮10g，茯苓15g，泽泻10g，柴胡9g，白术10g，黄连3g，砂仁6g，木香6g，炙甘草6g，5剂。随证加减月余而愈。

病案特点及心得

本证属脾胃虚弱，湿邪内盛，阻遏阳气之痞满。脾胃一虚，湿邪内停，肺气先绝生化之源，故方中柴胡、羌活、防风升阳以燥湿，白术、茯苓、半夏、陈皮益胃而化湿。湿祛则阳气升发，党参、黄芪、炙甘草补肺气。白芍和营，收肺气之散，并节制柴胡、羌活、防风之辛燥作用。随证加减，阳气得以升发，水湿得以运化，则诸症消失。

病案二

孙某，男，37岁，2003-9-26就诊。自诉胃脘胀满不适3个月余，恶心，嗳气，大便稀溏，舌苔白而腻，脉弦而带滑，平素嗜食肥甘厚腻之品，1年来常有胃部隐隐不适，大便黏腻不爽。辨证为脾胃气虚，痰湿蕴阻。治应健脾益气，涤痰消痞。方用半夏泻心汤加减：半夏15g，干姜10g，党参15g，黄连8g，黄芩6g，木香10g，陈皮10g，厚朴3g，炙甘草6g，大枣5枚，3剂。复诊：患者自诉服一剂后，大量黏腻便出，腹胀减轻，已无恶心，继服三剂后，目前大便成形，软便，已无恶心、嗳气之症，仍有胃部隐隐不适，喜按，陈老将上方去黄芩、厚朴，减黄连5g，加党参30g，黄芪30g，高良姜10g，7剂。再诊。7剂后已无不适，嘱患者长啜热稀粥养护脾胃。

病案特点及心得

此证是由于脾气不升而寒从内生，胃气不降而热从内起，所以治则宜调和脾胃，协调阴阳。半夏泻心汤是治疗寒热错杂痞的代表方。方中用黄芩、黄连苦寒以降胃气；用干姜之辛以温脾；用党参、炙甘草、大枣以补虚；用半夏化痰，和胃降逆以消痞，清上温下，辛开苦降甘补，以达到恢复脾胃升降之目的。尤以半夏重用为君，独具涤痰开结，和胃降逆之功。陈老用木香10g，陈皮10g，厚朴3g加强醒脾、涤痰消痞之功效。复诊患者诉腹部隐隐不适，喜按，减苦寒之药，加用健脾补气之党参30g，黄芪30g，高良姜10g，顾护脾胃，脾胃气机得以协调，则诸症得愈。

五、呃逆

呃逆是指胃气上逆动膈，以气逆上冲，喉间呃呃连声，声短而频，令人不能自止为主要临床表现的病证。呃逆古称"哕"，又称"哕逆"。

《内经》其记载的"哕"中包含呃逆，提出该病病机是胃气上逆，并与肺有关。如《素问·宣明五气篇》曰："胃为气逆为哕。"《灵枢·口问》曰："谷入于胃，胃气上注于肺。今有故寒气与新谷气，俱还入于胃，新故相乱，真邪相攻，气并相逆，复出于胃，故为哕"。并认为呃逆是病危的一种征兆，提出了预后及简易疗法，如《素问·宝命全形论篇》"病深者，其声哕"。《灵枢·杂病》曰："哕，以草刺鼻，嚏，嚏而已；无息，而疾迎引之，立已；大惊之，亦可已"。《金匮要略·呕吐哕下利病脉证治》将其分为实证、寒证、虚热证辨证论治。"呃"病名首见于元代朱丹溪《格致余论》"呃，病气逆也，气自脐下直冲，上出于口，而作声之名也"。明《景岳全书》将呃逆、呕、嗳气进行了鉴别，"哕者呃逆也；干呕者无物之吐即呕也；嗳者饱食之息即嗳气也。"并指出大病时"虚脱之呃，则诚危之证"。呃逆的病因有饮食不当、情志不遂、脾胃虚弱等，当这些病因影响肺胃时，可使胃失和降，膈间气机不利，逆气上冲于喉间，而致病。胃中寒冷证，治应温中散寒，降逆止呃，方用丁香散加减；胃火上逆证，治应清热和胃，降逆止呃，方用竹叶石膏汤加减；气机郁滞证，治应顺气解郁，降逆止呃，方用五磨饮子加减；脾胃阳虚证，治应温补脾胃，和中降逆，方用理中汤加减；胃阴不足证，治应益胃养阴，和胃止呃，方用益胃汤加减。该病常对应于西医学中的单纯性膈肌痉挛，而胃肠神经官能症、胃炎、胃扩张、胃癌、肝硬化晚期、脑血管病、尿毒症，以及胃、食管手术后等其他疾病所引起的膈肌痉挛，也可按本证治。此外，对于重危病证中出现的呃逆，中医也可配合治疗以缓解患者的痛苦，此时应当以救护胃气为主。

验案举例

张某，男，26岁，2006-4-28就诊。自诉1个月前外出淋雨后出现发热恶寒，头身疼痛，项背不适，恶心欲吐，呃逆，腹部胀满，小便频数量少等症状。静脉输注液体及口服感冒药物治疗后无发热恶寒，而头身仍有拘挛不适，恶心欲吐、呃逆、腹部胀满等症状未减轻，小便次数增加，少腹不适，小便点滴不尽。纳差，不思饮食，口服西药治疗半月余未见明显效果。遂来就诊，查患者呃逆频繁，声音响亮，呕吐，脘腹胀满，时有疼痛，面白浮肿，身困头昏，恶寒怕冷，舌质淡，苔白滑，脉浮稍紧。辨证为表邪未解，郁闭气机。治宜发汗解表，宣肺止呃。方用麻黄汤加味：麻黄12g，桂枝10g，葛根10g，杏仁15g，炙甘草6g，泽泻6g，茯苓15g，柿蒂50g，生姜5片，大枣3枚，2剂，水煎服。复诊：患者自述1剂药后周身汗出，恶寒得减，呃逆有减，小便量增多，次数减少。2剂后，呃逆基本得愈，小便日5行，周身困重感减轻，恶寒、项背不适得愈，腹部胀满减轻，饮食量增加。去葛根，减麻黄量至6g，加苍术15g，陈皮10g，3剂。再诊：坚持服完3剂，呃逆痊愈，嘱患者啜热稀粥数日。

病案特点及心得

肺主肃静，手太阳经贯膈络胃，风寒束表，肺卫闭遏，太阳经输不利，可致膈动呃逆，患者恶寒怕冷，项背拘挛，呃声洪亮，脉浮紧有力，仍具表实之病机。治宜发汗解表，宣肺调理枢机，止呃。方以麻黄汤祛其病因治本，葛根解太阳经，茯苓健脾祛湿，少量泽泻减轻湿浊困阻，重加柿蒂、生姜治标，标本同治，则霍然而愈。两剂药后诸症得减。复诊表症基本痊愈，以体内湿浊困阻为主，减少解表药物的应用，加苍术、陈皮，以健脾益气、除湿消痞、理气机，则诸症得愈。

六、泄泻

泄泻是指排便次数增多，粪便稀薄，甚至泻出如水样而言。一年四季均可发生，但以夏秋两季多见。陈老根据"湿胜则濡泄"的机制，紧抓脾与湿的关系，同时兼顾肝、肾的影响进行辨证治疗。来陈老门诊寻求治疗的泄泻患者，多为泄泻日久不愈，方才求助中医，那么陈老认为这些患者，不论是何种原因导致，此时脾胃虚弱为其根本，细究其原因与以下三方面有关：

①患者正气已虚；②久泄气机失调；③虚实夹杂，由兼湿邪，湿性黏滞难去。脾胃虚弱可使肝木相乘，久之肾阳受累，其以湿为中心，是其病理产物。陈老认为治在健脾燥湿的同时需注意柔肝。此外，久泄会伤及肾阳，清谷不化者需加温肾助阳之品。常用方仍为香砂六君子汤加味治疗，常合用痛泻要方加苍术、藿香等。兼有脾肾阳虚者，加菟丝子、山药、肉豆蔻、高良姜、吴茱萸等。

验案举例

病案一

王某，女，45岁，2008-4-12就诊。患者诉间断腹泻1年，消瘦，常因饮食不慎出现腹泻，泻下每日3次左右，大便稀薄，臭秽不甚，伴胃痛、胃中有饥饿感，但纳食少，恶心。舌质淡，苔白，脉滑数。拟方如下：党参15g，白术12g，茯苓15g，陈皮10g，姜半夏10g，木香10g，砂仁5g，焦三仙各18g，山药8g，菟丝子15g，黄连1g，吴茱萸3g，大腹皮15g，藿香12g，紫苏梗12g，香附9g，高良姜6g，炒白芍15g，防风6g，炙甘草6g，生姜3片，大枣3枚。5剂水煎服。

病案二

王某，男，48岁，2009-7-3就诊。患者诉腹泻腹痛，纳食后即如厕，每次量少，有大便不尽感，伴腰酸乏力，舌质淡，苔薄白微腻，脉濡无力。拟方如下：党参15g，苍术12g，白术12g，茯苓20g，陈皮10g，姜半夏10g，木香10g，砂仁5g，焦三仙各15g，山药30g，菟丝子15g，白蔻仁10g，补骨脂12g，肉豆蔻6g，吴茱萸5g，五味子6g，藿香12g，海螵蛸15g，防风9g，炒白芍12g，炙升麻3g，炙柴胡3g，生姜3片，大枣3枚。

病案特点及心得

两病案均由香砂六君子汤加味而来，两方均应用了焦三仙、藿香、山药、菟丝子、炒白芍、防风。在健脾胃同时，藿香散脾湿，焦三仙消食导滞，与党参配伍健脾消食以助药行，用山药、菟丝子温脾肾，炒白芍、防风与白术、甘草联用成痛泻要方，补脾柔肝，祛湿止泻。前方合用左金丸但黄连仅用1g，吴茱萸用3g以辛开苦降，肝胃同治，暖脾胃为主，兼清郁滞所致之热。病案一见苔薄白，说明湿邪不甚，所以仅用白术而不用苍术，病案二苔腻，所以苍白术同用，且纳食后即如厕，大便不尽感说明脾虚湿盛明显，同时肾阳不足，健脾胜湿基础上合用四神丸（肉豆蔻、补骨脂、五味子、吴茱萸）温肾暖脾止泻。合用炙升麻、柴胡少量，以升脾阳，散肝郁。陈老在辨证方面强调，腹痛明显者，责之于肝，要抑肝扶脾，缓解止痛。腹泻明显责之于脾湿，要健脾燥湿。久治无效，腹冷恶寒者，责之于肾，要温补肾阳。但人是有机的整体，所以在辨证治疗上综合考虑，三者缺一不可，只是判别肝、脾、肾三脏之轻重，需三脏同调，并注重湿邪的出路。从上述病案可以看出陈老在治疗久泄患者时，强调整体辨证，治疗脾虚的同时，注重肝、肾对其的影响，采取多方合用的方法，以香砂六君子汤为纲，参以痛泻要方、四神丸、藿香正气散、参苓白术散、柴胡疏肝散等杂合凝练而成，以健脾、柔肝疏肝、温肾、燥湿、渗湿、化湿、升阳为治法。因此，治疗泄泻，以脾为主，从多种渠道考虑以达最佳疗效。

病案三

李某，男，46岁，2010-10-9就诊。患者长期饮酒，半年前因胰腺炎住院治疗。近2个月腹泻，隐隐腹痛，大便不爽，常在饮食后腹泻，肥胖，空腹血糖6.7mmol/L，舌质淡，苔薄黄微腻，脉濡滑。中医辨证脾虚肝郁，湿热内蕴。拟方如下：党参15g，白术12g，茯苓18g，炒苍术12g，木香6g，砂仁6g，陈皮10g，半夏9g，黄芩10g，炒白芍15g，醋柴胡10g，香附6g，防风6g，藿香10g，延胡索10g，生山楂15g，炙甘草8g，葛根12g，生姜3片。10剂水煎服，嘱清淡糖尿病饮食，腹泻略有好转。总之，对于久泄应细心体察，主要对饮食劳倦的调护，持久用药方可取得疗效。

病案特点及心得

慢性久泄，在西医方面检查多无器质性疾病，属结肠功能紊乱表现，目前称肠易激综合征。其病理生理学基础主要是胃肠动力学异常和内脏感觉异常，肠道感染后和精神心理障碍是发病的重要因素。所以陈老在治疗同时，强调本病的辨证调护要求患者饮食清淡，寒温适宜，情志舒畅，不可焦虑、生气。同时多用姜、枣为引顾护脾胃。陈老在临床中常见糖尿病合并腹泻的患者，用此法多有疗效。对慢性胰腺炎导致的腹泻，其病因多为饮食失节、嗜食肥甘、过度饮酒、或胆结石。在急性期多数实证、热证以肝胆、脾胃湿热证多见，到慢性期，由于疾病迁延日久，肝木克脾土，逐渐导致脾胃虚弱，形成虚实兼杂证，虚为脾胃虚弱，甚则虚寒，邪实为湿邪为患，日久兼有瘀血阻络，据体质的不同可有兼湿热或寒湿的不同。《中医消化病证治准绳》将其分为肝郁脾虚、脾胃虚寒、湿热蕴结和气滞血瘀四个证型，分别用柴芍六君子汤、良附建中汤、四逆散合茵陈蒿、膈下逐瘀汤加减治疗。陈老认为本病的主要治法在益气健脾，疏肝化湿兼祛瘀，并应根据其是从寒化还是热化，兼用温阳化湿或清热利湿之品；根据虚实轻重不同，补虚和祛邪力度各有侧重。陈老常在多方合用的基础上加减变化，如合柴胡疏肝散增加疏肝力度，同时合用大黄、金银花、黄芩、黄连、蒲公英等清热药治疗等。对疼痛者加生山楂、延胡索或合用手拈散（奇效良方：延胡索、五灵脂、没药、草果）治疗。

七、便秘

便秘在中医内科学中是一个独立的疾病，也是其他疾病中常见的一个症状，患者为其所苦，病程短者治疗易取效，但病程久者往往难于奏效。便秘的记载首见于《内经》，称为"后不利"、"大便难"，仲景称为"脾约"、"阴结"、"阳结"。便秘的病名由清代沈金鳌提出。陈老指出便秘是由多种疾病引起的一组临床症状，多表现出排便少、便硬、排便困难、时间长、便意不尽感等。陈老崇李东垣补土理论，治疗便秘经验独到，临证中重视脾胃调养，辨证论治，每获良效。其对该病的认识具体如下：

1. 以便秘病因病机为依据，判别虚实寒热

《寿世保元》对便秘的病因病机作了高度概括，云："夫阴阳二气贵乎不偏，然后津液流通，肠胃润溢，则传送如经矣。摄养乖理，三焦气滞，运棹不行，遂成闭结之患有五，曰风闭、气闭、热闭、寒闭、湿闭是也。更有发汗利小便及妇人产后气血，走耗精液，往往皆能令人闭结。燥则润之，涩则活之，闭则通之，寒则温、热则清，此一定之法也"。便秘的病因不外感受六淫之邪，或内伤饮食、七情，或素体虚弱，损伤脾胃，运化失常，气机郁滞，导致脏腑功能失调，致热结肠道，腑气不通；或热盛伤津，燥热内结。或素体阴血亏虚，脾胃失和，肠燥不润；或素体阳虚，阴寒凝滞等，而发生便秘。陈老认为，便秘虽与脾、胃、肾、肺及大小肠有关，病在肠道，传导失职，但其根本在脾胃。《济生方》云："大肠者，传导之官，变化出焉。平居之人，五脏之气，贵乎平顺，阴阳之气，贵乎不偏，然后津液流通、肠胃益润，则传送如经矣。摄养乖理，三焦气涩，运不得，于是乎壅结肠胃之间，遂成五秘之患"。脾主运化，胃主受纳，脾主升清，胃主降浊，功能相反相成，表里相连，升清降浊，为后天之本，气机之枢纽。若脾胃运化失常，气机升降失衡，必然影响肠道的传输，糟粕内停，形成便秘。因此，临证时要明确便秘的寒热虚实，辨证论治。首先要了解患者平时的排便习惯及周期，以确定是否已成便秘，不能因2～3日

排便1次，就以便秘论，应以大便艰难、腹有所苦为主。还需详细询问患者的饮食习惯、生活习惯及其他病史，以推测可能的致秘之因。如平素喜食辛辣厚味、煎炒酒食者多致胃肠积热而成热秘；长期忧郁思虑过度或久坐、久卧少动，或有腹部手术者多致气机郁滞而为气秘实证；年老体衰，病后产后多为气血阴精亏虚之虚秘；平素阳气虚衰或嗜食寒凉生冷者，其便秘多为冷秘。

2. 以"脾胃内伤、九窍不通"为理论根据，重视脾胃病机

陈老常强调，整体观念和辨证论治是中医学的核心思想，在整体观念的涵盖下，从解剖学、生理学、病理学、诊断学、治疗学等角度认识便秘，其应是全身疾病在结肠、直肠局部的表现。便秘与脾、胃、肾、肺、肝及大小肠有关，其中与脾胃关系最为密切。脾胃居中焦，有膜相连，一脏一腑，一阴一阳，一升一降，气机之枢纽。"脾统四脏"，脾胃为后天之本，为气血生化之源，水谷从食道入于胃，经胃腐熟之后，下注于小肠，在脾胃的共同作用下，将水谷之精气和精微津液等上输于肺和其他脏器，与此同时，还使脏腑组织得到水液的充分濡润。脾之运化、胃之受纳功能正常，则肠道濡润，大便通畅；反之，若脾运失司，胃失和降，或其他因素导致大肠失于濡养，发生便秘。正如东垣所说"脾胃内伤、九窍不通"，其认为脾胃升降功能失常对气血生成与运化的影响是大肠传导功能失职的主要原因。在临证中，陈老推崇东垣脾胃学说，重视脾胃病机，形成了以调养脾胃、和血调气为主的治疗经验。常以香砂六君子汤健脾益气，重用生白术15～30g，燥湿健脾，缓脾生津；当归、熟地黄和血补血；升麻、甘草益气升阳；虚实夹杂者，在重视脾胃内伤的基础上攻补兼施，随症加减，每获良效。肝郁气滞者加枳实、槟榔、郁金、柴胡；热结肠道，腑气不通者去党参之属，加酒大黄、瓜蒌、黄连、虎杖；热盛伤津，燥热内结者加火麻仁、郁李仁、玄参、炒草决明、酒大黄、芒硝；阴血亏虚，脾胃失和，肠燥不润者加当归、何首乌、肉苁蓉、枸杞子、熟地黄；气阴不足者加玄参、生地黄、麦冬、黄芪；阴寒凝滞者加肉桂、木香、牛膝、肉苁

蓉、升麻。

3. 辨别粪质、排便情况及全身状况

一般而言，大便干燥坚硬，排便时肛门有热感，苔见黄厚、垢腻而燥者，多为燥热内结，可伴口干苦、口臭不爽、面红身热、尿赤等症。大便干结，排出艰难，苔见白润而滑者为阴寒内结，可伴肢冷面白光、小溲清长等症象。粪质不甚干结，欲便不出、胁腹作胀者多为气机郁滞。便质干如栗状或如羊屎、舌红少津、无苔或苔少者多为血虚津枯，可伴口干烦热或面色无华、头眩、心悸等症。大便秘结而腹胀拒按者，多属实证；大便秘结而腹胀喜按者，属虚证。原为虚证，日久因虚致实，或原为实证，因久用戗伐之剂耗伤正气，而为虚实夹杂者，亦可出现或合并腹胀拒按等标实之征，或乏力、气短、头晕等正虚之象，临证应细察分辨。如大便秘结，排便黏滞不爽，溏软努责难出，腹胀满，脉濡数者，属气虚湿阻证。脾运不健，湿邪内留，湿邪黏腻，糟粕不能排出，治宜健脾理气燥湿，待湿祛后加黄芪、党参益气以脾运。气秘实证多为气机郁滞，肝主疏泄，肝郁气滞，木旺乘土，则腑气不通，胃失降浊，传导失常，糟粕内停。《医学入门》曰："肝与大肠相通"。《病因脉治·大便秘结论》曰："诸气怫郁，则气壅于大肠，而大便乃结"。然实际工作中经常见到此类患者，常年工作劳累，精神紧张，又年过五旬，元气渐虚，气运不足，易致气机失和，虽有大便而不能解出者，此为虚实相兼之病证，以党参、生白术健脾益气助运化，枳壳、香附、槟榔、乌药、沉香、青皮理气通便。《景岳全书·秘结》告诫医者："凡属老人、虚人……多有病为燥结者，盖此非气血之亏，即津液之耗。凡此之类，皆须详察虚实，不可轻用芒硝、大黄、巴豆……今日暂得通快，而重虚甚虚，以致根本日竭，则明日之结必将更甚，愈尤叵用药矣"。要根据临床症状，着眼整体，谨守病机，探本求源，审因论治，辨证施药，配合预防调摄，就可收到满意的效果。治疗方面，应在通便的基础上，紧紧围绕脾胃为气机升降枢纽、气血生化之源、脾喜燥恶湿，为喜润恶躁的特点，以运化脾胃、和降气机、补益润下为大法，常用健脾、除湿、疏肝、和胃、养血、益气等方法。

验案举例

病案一

梁某，男，87岁，2009-4-29就诊。自诉大便秘结，排便黏滞不爽有余，溏软努责难出，1～2日一行，腹部胀满。平日活动少而喜坐，饮食偏油腻，时有烧心，舌体胖，苔黄燥中部腻，脉濡数。望其形体肥胖，既往有"慢性胃炎"10年。诊为便秘，属气虚湿阻证拟方如下：苏子梗各10g，桃杏仁各10g，厚朴10g，枳壳10g，枳实10g，苍术10g，生白术20g，茯苓15g，陈皮10g，姜半夏10g，姜竹茹6g，大腹皮15g，焦三仙各15g，生薏苡仁30g，连翘15g，飞滑石（包煎）18g，广木香10g，炒莱菔子30g，生甘草6g。7剂水煎服，每日一剂，温服。嘱其忌生冷油腻，适当运动。二诊：患者于2009年5月10日再诊，诉腹部胀满，排便不爽症状减轻，大便秘结，时有腹痛，苔燥而中腻，脉濡数。上方去飞滑石，加槟榔10g，猪苓10g。7剂水煎服。患者于2009年5月18日三诊。纳食如常，大便正常，每日一次，苔白微腻，脉弦。黄芪15g，党参15g，苏子梗各10g，桃杏仁各10g，厚朴10g，枳壳实各10g，生白术15g，茯苓15g，陈皮10g，姜半夏10g，姜竹茹6g，焦三仙各15g，连翘15g，广木香10g。

病案特点及心得

《内经》云："大肠者，传导之官，变化出焉"。便秘属大肠传导糟粕功能失常所致，但老年人多体质虚弱，脏腑功能衰退，病变常与肺、脾、胃、肝、肾关系密切，与气血、阴阳盛亏有关，多属虚实夹杂之证。该患者虽年过八旬，但形体肥胖，恣食厚味，大便虽秘结，但并非干结，而是溏软努责难出，腹部胀满，舌体胖，苔黄燥中部腻，脉濡数，属气虚湿阻证。表现为湿邪逗留，脾运不健，虚实夹杂，实多虚少之症，故以健脾理气燥湿为法治之，加槟榔增理气利湿、通便之功，待湿祛后加黄芪、党参益气以脾运。

病案二

患者女，54岁，保险公司业务员，2009-8-21就诊。自诉常年工作在外，精神紧张，饮食无节，起居无常，便无定时，屡欲登厕，环境不便，强行自忍，8年前出现便秘。当时大便不甚干，但初头硬，常以番泻叶泡水频服，有时不效，加服果导片、大黄苏打片解燃眉之急。3年前出现虚坐努责，便后汗出，自觉嗳气频作，胸满腹胀，纳呆厌食，面色不华，心情抑郁。舌质淡，苔薄，脉弦细。诊断为便秘，证属肝郁脾虚，拟方如下：党参10g，柴胡10g，乌药10g，槟榔10g，沉香10g，生白术15g，青皮10g，枳壳10g，制香附10g，大黄10g，白芍10g，生麦芽15g。每日1剂，水煎服5剂后纳增、大便基本正常，又15剂后，大便正常，纳食香，随访1年未复发。

病案特点及心得

肝主疏泄，治理调节全身气机，肝郁气滞，木旺乘土，则腑气不通，胃失降浊，传导失常，糟粕内停。《医学入门》曰："肝与大肠相通"。《病因脉治·大便秘结论》曰："诸气怫郁，则气壅于大肠，而大便乃结"。该患者常年工作劳累，精神紧张，又年过五旬，正气渐亏，脾运无力，气机失和，故虽有便意而不能排解。若再加之情志所伤，肝失疏泄，气机郁阻不畅，便秘则俯拾即是。故用党参、白术益气助脾运化；疏肝理气、通便用槟榔、乌药、枳壳、香附等。

八、哮病、喘证

哮病是一种发作性的痰鸣气喘疾患。发时喉中有哮鸣音，呼吸气促困难，甚则喘息不能平卧。喘证主要以呼吸困难，甚至张口抬肩，鼻翼煽动，不能平卧为临床特征。哮喘是临床上常见而较难治的一种反复发作，缠绵难愈的疾病。盖因宿痰内伏是引起哮喘发作的病理关键，也是产生气道涩滞，肺气上逆，呼吸有声，喉若拽锯的主要原因。因此，对于哮喘等肺系疾病的治疗，陈老指出应抓住肺气宣降与痰邪内阻两条关键线索。具体分析如下：

1. 抓住痰咳喘链，治疗肺系疾患

由于咳与喘为肺气宣降失常之征，因此，对二者的治疗应首先抓住"气机"这个关键，注意药物本身的升降浮沉特性。对疾病之初，由外感六淫之邪所导致的肺系疾病，首先应祛邪外出、宣发肺气，切忌使用沉降之品，尤其不能使用制止咳嗽的药物，敛肺止咳的收涩药更是唯恐避之不及。咳嗽为致病因素刺激气道导致的一种生理保护性反应，因此只要有邪从外而入，只要有痰、瘀、热等病理产物的存在，就会咳嗽不止，不应制止咳嗽。对于那些年老体弱的人或年幼不会咳嗽的儿童，还应鼓励咳嗽以助祛邪外出，彻底治愈疾病。所以在治疗的初期应强调宣肺、祛邪、化痰，也就是说强调去除病因、宣发肺气。对于久病之人，需注意分析本虚与标实之间的比例关系，正气亏虚是久病的发病基础，正虚邪恋是久病难愈的关键，因此，在治疗上不仅要祛邪、宣发肺气，更重要的在于固本扶正，调整好补虚与祛邪的关系，因人、因时、因证制宜，确定正确的治疗方案，这样才能对久咳、久喘、久哮等肺系疾病的重症病人从根本上达到治疗目的。

2. 降肺气以平喘，首先要治痰

"脾为生痰之源，肺为贮痰之器"，哮喘常因饮食、劳倦、气候等因素损伤脾胃，一则水湿不能转输运化，停聚中焦酿生痰浊，阻塞气道，肺失宣肃；一则中气虚弱，不能奉养心肺，肺气亦虚，不能降气，气机上逆，则作咳喘，喉中哮鸣。所以陈老从调理脾胃入手治疗该病。中医认为"正气存内，邪不可干"，正气由脾胃所生，五脏六腑皆禀气于胃，应用调理脾胃法，可使喘逆得平，气顺如故。

对于痰的治疗，要分清痰的性质与痰液产生之源，针对性地确定治疗方案。痰的性质有寒痰、热痰、燥痰、湿痰、风痰等不同，因此对痰的治疗应该分别采取温化寒痰、清化热痰、润肺化痰、燥湿祛痰、息风祛痰等不同的治疗方法，选择不同的方药进行治疗。治疗痰证时不仅要祛现有之痰，还要特别注意杜绝痰液产生之源，治病求本，这样才能标本兼治，达到最佳治疗效果。对于喘的治疗，不仅要注重肺脏本身的病理变化，更要注重心、肾、肝、脾等脏腑与喘的关系。另外要注意喘证的病因，除了有六淫之邪、痰邪的病因，还有可能有瘀，应该根据病情进行辨证论治，方可达到很好的效果。

总之，肺系疾病的辨证治疗，应抓住痰、咳、喘三大主症，肺气宣降与痰湿内阻两个主要病理基础，才能标本兼治，充分体现中医对肺系疾病的治疗特点。

3. 常用治疗方法

（1）升补宗气、健脾平喘　哮喘为气逆所作，法当降气平喘，用于见气陷喘逆者。常以补中益气汤、六君子汤化裁。

（2）清热化痰、补脾宁喘　用于素体阴分不足，脾胃阴虚者。

（3）蠲饮利湿、醒脾止喘　用于因饮食不节，或湿浊之邪，壅滞中宫，困顿脾胃，痰饮作祟。脾胃虚弱或素体脾虚，不能运化水湿，湿聚痰酿，夙痰伏肺，遇邪触发。治疗当蠲饮利湿，醒脾止喘。脾运得复，水湿正化，则饮消痰去，肺气方能升降自如，喘咳得止。

（4）补脾固肾、纳气定喘　陈老认为，哮喘日久，脾阳虚衰，痰涎壅盛者，若轻易宣肃肺气，单纯治肺，易耗伤正气，致使哮喘加重。法当培土生金，虚则补其母之故也。正如赵养葵《医贯》中云："治之法，不在于肺而于脾。盖脾者肺之母，故虚则补其母"。

（5）化痰祛瘀、补脾平喘　"久病入络"，"久病多瘀"。久病哮喘，肺脾气虚，生化乏源。气虚无力推动血行成瘀，血虚脉道涩滞留瘀，痰瘀互结，阻塞气道，气机升降常，哮喘难息，病情缠绵难愈。

陈老认为抓住"气机"是治疗肺系疾患的关键，这点在笔者跟随陈老学习时深有体会。人体是一个有机的整体，脏腑功能是气机升降出入的具体体现，其通过脏腑间气机的升降相互协调、相互依赖、协同配合来发挥功能。肺主气，司呼吸，宣发肃降相反相成。肺的"气机"失常，具体表现在肺失宣发、肃降，出现咳嗽、气喘、咯吐痰涎、鼻塞等肺气闭郁症状，或水液代谢失常，痰饮内停，出现小便不利、尿少、水肿等症状，如《灵枢》云"肺病者，喘息鼻张"。因此，治疗肺系疾病要把握住肺气升降出入的特性，宣降肺气，化痰平喘。宣降得行，痰浊得化，则病自愈。此外，肺为娇脏，不耐寒热，脾为气机枢纽，故用药时注意苦寒、黏腻之品，否则脾胃衰败，症情加重，出现事倍功半的不良后果。总之，根据肺气升降出入的特性，将宣降之品与化痰之药有机结合，使肺"气机"宣降出入有序，是治疗肺系疾病的一个重要原则。

验案举例

赵某，女，52岁，2012-12-11就诊。平素有哮喘病史十余年，自诉近日外出受风寒后，自觉胸闷气短，壅塞不适，呼吸不畅，咳喘痰多，喉间水鸣声明显，夜间尤甚，应用特布他林气雾剂等药物未见明显效果，口服甲泼尼龙自觉减轻，停药后加重。查患者苔白滑，脉浮滑。辨证为内有痰饮，外感风寒。治当温肺散寒，化痰平喘。方用射干麻黄汤加味：射干10g，麻黄6g，桂枝9g，细辛3g，紫菀10g，款冬花10g，半夏15g，五味子8g，杏仁10g，生姜3片，大枣3枚，2剂水煎服。

复诊：患者自述药后诸症减轻，仍有夜间咳喘，胸部闷胀不适，上方加白芥子15g，薤白8g，肉桂3g，又服3剂。

再诊：患者述诸症皆无，咳止喘平，呼吸通畅，夜间睡眠好，要求继续调理，予以患者羊肉汤晨起服用，加肉桂3g，葱白1根。

病案特点及心得

本案为冷风哮喘。肺内素有痰饮内伏，受风寒外感引发。素有水饮之人，一旦感受外邪，每致表寒引动内饮，《难经·四十九难》说："形寒饮冷则伤肺"。水寒相搏，内外相引，饮动不居，水寒射肺，肺失宣降，故咳喘痰多而稀，治当解表与化饮配合而用，遂选用射干麻黄汤外解风寒，内宣肺气。

九、喉痹

中医又名"慢喉痹"、"虚火喉痹"，相当于西医的慢性咽炎。慢性咽炎是咽部黏膜、黏膜下及其淋巴组织的弥漫性炎症，是临床常见病、多发病。主要分为慢性单纯性咽炎、慢性肥厚性咽炎、萎缩性或干燥性咽炎。病情虽轻，但病程长，症状顽固，易反复发作，给患者带来痛苦。由于患者临床上以咽喉干燥、痒痛不适，咽内有异物感或干咳少痰为特征，一般中医辨证多从肺肾阴虚，阴虚火旺，咽喉失于滋润，虚火灼络入手，以滋阴降火为治则。陈老在长期诊疗中，对部分患者应用上述方法不效，从肝脾论治疗效好，总结体会如下。

1. 咽与肝脾的生理病理关系

咽有司吞咽、行呼吸、助语声、御邪毒的功能，在五行属土，为阳土之官，有喜通、喜润、喜温、喜清的特点，咽部通、润、温、清则吞咽顺利，呼吸畅通，声音洪亮，御邪力强。脾的生理功能为脾主运化，腐熟水谷，为后天之本，其精微通过脾的运化输布全身，濡养各个脏器，包括咽。肝的生理功能为肝主疏泄，有调畅气机，调畅情志，促进脾胃的运化功能。《普济方·卷二十六·咽喉门》："夫咽喉者，生于肺胃之气也……主通气水谷，脾胃之候也"。《素问·阴阳别论》："一阴一阳结，谓之喉痹"。《证治准绳·杂病·第八册·咽喉》曰："一阴，厥阴脉，一阳，少阳脉，并木之气也，木克土，故咽喉病，虽在脾土，实由肝胆之所为也"。从经络循行而言，足厥阴肝经，循咽喉之后上入颃颡，肝之经气直达咽喉，由此可以得知咽的温、清、通、润有赖于脾胃精微物质的化生濡养，及肝的疏泄、调畅气机的功能。肝的气机郁结可导致脾运化水谷失司，精微失布，聚而为痰，咽部气滞痰阻，温、清、通、润功能失调而致发病。

慢性咽炎在解剖上属于上呼吸道，临床研究表明，长期的气道炎症将引发咽喉黏膜功能低下，神经调节失衡，敏感性升高，气道周围和中枢神经可塑性改变等多种复杂状态。而这些变化又与中医肝系的证候变化密切相关，表现出肝失疏泄、筋膜挛急的特点，《素问·痿论》中说"肝主身之筋膜"，近代中医学者指出筋膜范围极广，凡筋腱、脉管、联系内脏的系膜、管道等等，都是筋膜的组成部分。研究发现，气道的生理解剖特性较符合中医筋膜的范畴，而筋膜的收缩、舒张归肝系所主，中医肝系通过对筋膜的调节，从而影响对气血的输布和津液的代谢，这种变化与现代医学研究的神经—内分泌的调节极为相合。

2. 临床表现及辨证治疗

此类患者的病情特点是咽内有异物感明显，自觉痰液黏着，但不能咯出，咽喉干燥，痒痛不适，但饮水欲漱而不欲咽，或喜热饮，可伴恶心、干呕，胃脘胀满不适，纳食不佳，嗳气等症状，舌质淡，边可有齿痕，苔白腻或淡黄腻，脉弦滑。检查可见咽黏膜肥厚微肿，咽后壁淋巴滤泡增生。患者多因生气、劳累、饮食因素导致病情加重。陈老临床常用方：醋柴胡10g，当归15g，生白芍15g，茯苓20g，白术10g，姜半夏10g，厚朴10g，紫苏10g，陈皮8g，薄荷6g（后下），僵蚕10g，甘草6g，生姜5片。加减：脾虚明显者，加党参、山药、薏苡仁；伴胃脘胸胁满闷者，加香附、枳壳、川芎；淋巴滤泡增生多者，加白芥子、牡蛎、浙贝母；咽黏膜暗红者，加郁金、丹参、三棱、莪术；合并急性感染咽痛明显，口干口苦郁而化热者，加黄芩、金银花、射干等清热药。喉痹之痹，有闭阻不通之意，咽喜通、润、温、清的特点表明调畅气机是保证咽部功能正常的关键，故理气疏肝药必不可少。本方由逍遥散合半夏厚朴汤加减而来，逍遥散为疏肝健脾的代表方，半夏厚朴汤出自《金匮要略》，为治疗梅核气的经典方，二方合用增强了行气化痰之力，并健脾疏肝柔肝，方中白芍、当归用以柔肝养血活血，助柴胡疏肝理气而不伤阴，符合咽喜通、润、温的特点。全方补虚祛邪而不伤正气，药用平和，可久服，适于慢性咽炎治疗周期长的特点。必要时可做成胶囊剂，以提高患者的依从性，避免中断治疗导致效不明显。

验案举例

范某，女，47岁，2007-5-11就诊。患者因咳嗽、气紧10天入住我院，入院症见：咳嗽，痰少，色白质黏不易咳出，胸闷气短，咽干痒痛，喜热饮，饮食生冷后咳嗽加剧，纳食正常，大便溏，一日2～3次，舌质淡，苔薄黄，脉浮滑。患者有慢性鼻炎病史，入院查体：咽充血明显，肺部听诊呼吸音清。血常规白细胞计数$20.26×10^9/L$，胸片正常，诊断为急性支气管炎，急性咽炎。入院后给予抗生素头孢唑啉钠静脉滴注，并中药桑菊饮加减，患者血常规恢复正常，但症状未减轻。再改中药为金银花、连翘、荆芥、牛蒡子、竹叶、杏仁、桃仁、生地、玄参、延胡索、生草、苏子、辛夷、苍耳子，患者症状仍未减轻，大便次数反增多。主管医师进一步给予检查，行气道激发试验，示肺通气功能正常，激发试验（-），排除了支气管哮喘。喉镜检查示：咽喉黏膜慢性充血，舌根部淋巴滤泡略增生，双会厌谷及梨状窝光滑，双声带色白，边缘整齐，活动好，闭合好。再诊断为慢性咽炎。陈老综合上述症状分析，患者轻度焦虑，舌淡暗，边有齿痕，脉沉弦，便溏，辨证为肝郁脾虚，气滞痰阻。拟方如下：醋柴胡10g，当归15g，生白芍15g，茯苓20g，白术10g，姜半夏10g，厚朴10g，紫苏10g，陈皮8g，薄荷6g，僵蚕10g，党参15g，薏苡仁15g，山药15g，枳壳10g，生姜5片。5剂后咽部症状症状明显减轻，大便成形但仍次数多，上方加生牡蛎30g，一可软坚散结，治疗咽部滤泡增生，再可收敛固涩，治疗大便稀溏。再服10剂，症状基本消失。

病案特点及心得

慢性咽炎的发病多由急性咽炎反复发作而来，许多患者在急性期，采用大量清热解毒药治疗，苦寒太过，邪毒不能得散，日久反而损伤脾胃，致脾虚肝旺，气滞痰凝结于咽部而形成此证。慢性咽炎属"虚火喉痹"，临床通常以滋阴降火为治疗方法，但陈老认为，人体体质不同，有时会因滋腻太过，反而有碍气机，导致痰阻气滞，出现本证。本病与饮食、职业、情绪等密切相关，长期烟酒过度，嗜食寒凉辛辣等食物，或情志不畅，均致肝郁气滞，脾胃损伤而发病。所以在患者治疗期间应保持心态平和，不可焦虑急躁，饮食需清淡寒温适宜。生姜作为药引必不可少，因其性辛温，既可温运和中，还能辛散达郁。此外，本病因缠绵难治，需坚持治疗，同时需避免感冒。

十、久咳

久咳，又名慢性咳嗽，相当于西医的慢性支气管炎。慢性支气管炎是临床常见病，以咳嗽、咳痰、气喘为主症，一年四季均可发生，以冬春季节多见，是内科门诊常见病。《素问·咳论》云："五脏六腑皆令人咳，非独肺也"，而五脏六腑之咳"皆聚于胃，关于肺"。《杂病源流犀浊·咳嗽哮喘源流》云："盖肺不伤不咳，脾不伤不久咳……"。表明了咳嗽与肺、脾、胃关系密切。慢性支气管炎因长期间断性咳嗽，导致肺脾气虚，痰浊内蕴。因正气亏虚，则易感外邪，而外邪侵袭又可加重正虚，从而形成内伤、外感相互为患，正虚邪恋的特点。

李东垣重视由湿邪导致的咳嗽，王好古《此事难知》论述了："秋伤于湿，冬必咳嗽论"、"湿气所伤论"。秦景明《症因脉治》将喘分为外感三条（风寒、暑湿、燥火），内伤六条（内火、痰饮、食积、阴虚、伤损）。说明了咳嗽、气喘与外感和内伤痰湿有关。现代中医对慢性支气管炎的治法中，关庆维认为，在急性发作期，大多由于外邪犯肺、肺失清肃而引起发病。病延日久，肺气受损，可进而损及脾、肾和心脏功能。脾虚则运化失职，水湿内蕴，积湿成痰，痰湿上渍于肺。慢性支气管炎在迁延期多属虚证或虚实夹杂证。中医内科学教材把咳嗽分为外感和内伤，认为外感咳嗽，多为新病，起病，急病程短，常伴恶寒、发热等表证；内伤咳嗽，多为久病，常反复发作，病程长，可伴他脏见症，慢性支气管炎多属内伤咳嗽。但在临床上，外感和内伤，由于体质因素和疾病的迁延，常常不能截然分开，新病多外感，有表证，但若疾病迁延，表证可逐渐减少，或可入里导致肺脾气虚，痰浊内蕴，形成表里同病。若本有宿疾，正气不足，则易招致外邪侵袭，形成表里同病。中医云"正气存内，邪不可干"。慢性支气管炎患者本肺脾气虚，若复感外邪，则可形成脾虚痰浊内蕴兼外感的证候。

验案举例

邱某，女，71岁，2011-9-9就诊。主诉咳嗽5个月，加重15天。患者有慢性支气管炎病史，近5个月来，咳嗽、咽痒阵作，遇风及夜间明显，为泡沫状痰，未加重视。15天前出现咽痛，痰量增多，夹有黄痰，伴胸闷气急，偶喉中哮鸣有声，背恶寒，纳食未减但不香，精神欠佳，舌略红，苔薄黄腻，脉细滑。西医诊断为慢性支气管炎急性期，中医诊断为咳嗽，属肺脾气虚，痰浊内蕴，郁而化热之证，拟方如下：杏仁12g，紫苏子10g，紫苏梗10g，姜半夏9g，陈皮10g，茯苓15g，前胡9g，枳壳9g，桔梗10g，浙贝12g，紫菀10g，款冬花10g，炙麻黄3g，党参15g，白术12g，荆芥10g，防风10g，黄芩10g，桑白皮12g，焦三仙各12g，生姜3片。5剂水煎服，每日2次分服。2011-9-13再诊，患者咽痒咳嗽减轻，气急、哮鸣好转，背恶寒消失，舌脉同前，再服5剂后，病情明显好转。

病案特点及心得

　　陈老在治疗慢性支气管炎时，根据多年经验，常注重治疗风与痰。认为此病急性发作的主要特点在于风与痰为患，可郁而化热，可损伤正气，据体质因素有寒化、热化不同，但痰邪为患是其主要病理因素。认为脾恶湿喜燥，理气燥湿健脾，方能杜生痰之源，故选用杏苏散加减化裁。杏苏散为《温病条辨》方，是清宣凉燥的代表方，为治疗秋令"小寒"而设，方剂用药平和。陈老在此方基础上将紫苏叶改为紫苏梗、紫苏子，与杏仁一道为君，增强了降气化痰和中之力。桔梗、枳壳、陈皮、半夏、茯苓为臣，健脾化痰理气、升降气机，使痰浊得以运化。紫菀、款冬花、浙贝母温肺润肺化痰为佐药，荆芥开宣肺气、祛风引药上行为使药。全方燥润辛相合，燥湿化痰，理气和中，宣肺润肺，肺脾同治。并根据证型虚实寒热特点，加相关药物，所组成的方剂可寒可热，可宣肺可燥湿，从多角度调节，一方多用，随加减变化达到治疗目的。体现了陈老在治疗肺系疾病时，肺脾同治，不仅宣肺，且注重健脾化痰的思想。组方较单纯杏苏散增强了化痰和中宣肺的力度，尤适合于外感日久，咳嗽不愈，痰浊内蕴者。对于喘促明显者，不论寒热均佐用少量炙麻黄以宣肺平喘。本方性平微温，随证加减，根据证型配伍不同药物，治疗多种证型咳嗽。从中可以看出陈老治疗咳嗽注重痰浊运化的思想。

十一、眩晕

　　眩晕是目眩和头晕的总称，属肝胆系疾病。前人有"无痰不作眩"、"无虚不作眩"之说。本病病位在清窍，其病变脏腑与肝、脾、肾三脏相关，其中尤以肝脏为重要，如《素问·至真要大论》曰"诸风掉眩，皆属于肝"。叶天士《临床指南医案·眩晕》华岫云按，认为眩晕"肝胆之风阳上冒"，其证有挟痰、挟火、中虚、下虚之别，治法有治胃、治肝之分。火盛者，先生用羚羊、栀子、连翘、花粉、玄参、鲜生地、丹皮、桑叶以清泻上焦窍络之热，此先从胆治也；痰多者，必理阳明，消痰如竹沥、姜汁、石菖蒲、橘红、二陈汤之类；中虚则兼用人参，外台茯苓饮是也；下虚者必从肝治，补肾滋肝，育阴潜阳，镇摄之治也"。陈老深得启示，认为肝肾同源、木旺乘土，所以在治疗本病时，不忘脾胃功能失调及其病理产物对本病的影响。眩晕由于病程较长，多本虚标实，虚实夹杂，实邪为为痰浊、瘀血、风、郁火致病，虚为气血阴阳之虚。所以诊疗中多虚实兼顾。

由于各人体质因素及病机演变的不同，临证表现病情有长短，病情有轻重、虚实各不同，治疗宜有所侧重。

验案举例

病案一

夏某，男，33岁，2009-11-17就诊，诉间断性头晕2个月余。头晕以闷为主，时作时止，转动头部时明显，寐差易醒，脉弦滑，舌质淡红，苔薄腻。有慢性胃炎病史，平素饮酒多。诊断为眩晕，证属气虚痰阻，拟方如下：党参15g，白术12g，茯苓18g，茯神18g，陈皮10g，半夏10g，木香6g，砂仁5g，焦三仙各15g，天麻12g，枳壳10g，姜竹茹6g，丹参30g，远志10g，紫苏梗10g，生姜3片，大枣3枚。6剂水煎服

病案二

马某，女，47岁，2010-5-17就诊，主诉头晕1周。患者近1周来头晕、头闷不适，自认为感冒，服感冒药不效遂求治。近期纳差，胃脘胁肋胀满，面赤，下肢困重不适，寐差，心烦，舌质淡，苔薄，脉细弱。患者肥胖，有高血压、高血糖、高血脂病史，查：空腹血糖8.0mmol/L，BP130/90mmHg，诊断眩晕为痰浊中阻之证，一诊拟方如下：姜半夏10g，白术12g，天麻10g，茯苓15g，陈皮10g，丹参30g，焦三仙各15g，白蒺藜15g，赤白芍各15g，当归10g，远志10g，黑木耳3g。5剂水煎服。二诊头晕略减，但下肢困重不已舌脉同前，上方加党参10g，怀牛膝15g，沙苑子15g，生地黄15g，葛根15g。7剂水煎服。

病案三

候某，女，55岁。2010-4-23就诊，主诉头晕间断半年。患者诉经常

情绪不好，生气后头晕症状明显，伴耳鸣、胁痛、便溏、喜暖、苔薄质淡、脉弦细。诊断为眩晕，辨证属肝郁脾虚，治以疏肝健脾。拟方如下：醋柴胡10g，当归10g，赤白芍各9g，川芎9g，白术12g，茯苓、茯神各15g，片姜黄10g，郁金10g，石菖蒲10g，生麦芽15g，薄荷6g，丹参30g，山药18g，菟丝子15g，炙甘草6g。7剂水煎服。

病案特点及心得

三例病案均为气虚痰阻表现，但侧重和兼证不同，所以用药有一些差别。病案一有胃病史，喜饮酒，故脾胃虚弱，运化不足，痰浊内生，为气虚痰阻并重，所以用香砂六君子汤合半夏白术天麻汤、温胆汤治疗，以健脾化痰行气，同时加丹参活血，痰瘀互治。病案三因情志引起，属肝郁脾虚，木克脾土，气滞痰凝，清窍被蒙导致，所以以梳理肝气扶脾为出发点，主方用逍遥散化裁，重在疏肝柔肝，佐以健脾化痰活血。病案二病机比较复杂，头晕仅1周就诊，但患者有"三高"病史，所以一诊以半夏白术天麻汤为主方加丹参、焦三仙、白蒺藜、赤芍、白芍、当归治标为主，重在化痰活血疏肝柔肝，二诊在其上加党参、怀牛膝、沙苑子、生地黄、葛根在治标中健脾补肾柔肝达标本同治目的。糖尿病在中医属消渴范畴，其病多涉及肾；从临床表现看，高脂血症的中医病因病机，多属中医学痰浊、瘀血范畴。该病往往由于先天禀赋不足或和后天脾胃运化失健所致，其病机可用虚实概括，虚乃脾虚气弱，实即痰瘀气滞，脾虚气弱为病之本，痰瘀气滞为病之标。王志国等认为高脂血症多见于老年人，若肾阳不足，则油脂的转化利用减少，而滞留血脉，肾阴不足则精津减少，血脂相对增多而发病。胡广芹等认为高脂血症多因饮食不节，过食肥甘厚味，损伤脾胃，脾土失运，精微输布失常，聚湿为痰，壅塞脉道，阻滞气机，血运不畅，脉络涩滞；加之中年以后肝肾亏损，肝之疏泄不畅，引起脾之消谷运化功能失调，导致痰瘀内生。因此，痰瘀互结为本病的主要病理因素，肝、脾、肾精气血亏虚是根本。所以本病以健脾、柔肝、补肾治其虚，化痰活血治其标，为三脏同调，标本兼顾之法。三病案热象均不明显，所以可用天麻甘辛、息风止痉、平肝阳、祛风通络。

病案四

刘某，女，43岁，2011-11-9就诊，主诉头晕半年。患者头晕头闷，以左半侧为主，伴手麻木，精神倦怠，多寐，恶寒怕冷，耳鸣，劳则加重，纳食一般，二便调，舌质淡，苔薄白，脉沉细。诊断为眩晕，证属气血不足，拟方如下：党参12g，黄芪10g，桂枝10g，赤白芍各10g，当归10g，川芎9g，郁金10g，石菖蒲10g，丹参30g，焦三仙各15g，白术12g，茯苓15g，陈皮10g，姜半夏10g，杜仲15g，灵芝12g，炙甘草6g，荷叶9g，生姜3片，大枣3枚。5剂水煎服。

病例特点及心得

患者头闷以半侧为主，伴手麻木，精神差，多寐，恶寒怕冷，耳鸣，劳则加重，此均为气血不足，不能充养经络清窍导致，教科书中以归脾汤、补中益气汤加减为主，陈老根据临床表现采用黄芪桂枝五物汤为基本方加减治疗。其分析如下：归脾汤补气血，但通络升提力量不足，应用黄芪、桂枝辛温通阳，可使气血达病所，对半侧头闷、手麻效果皆好于归脾汤，所以选用此方。脾胃为气血生化之源，脾胃虚弱是导致气血亏虚的根本，同时脾弱气不足，无力运化水湿，聚而成痰，痰蒙清窍，也是头闷不清的一个原因，所以加用石菖蒲、郁金、陈皮、半夏化痰开窍。荷叶升清降浊，性平和，仿补中益气汤中升柴之意，升而不燥，化浊气而不伤正。

眩晕在《实用中医内科学》中分为五型，分别是肝阳上亢、气血亏虚、肾精不足、痰浊内蕴、瘀血阻络，但临床上不能把它们孤立的看待，非此即彼。在临床上往往虚实夹杂，互为因果，所以需详细辨证在疏肝柔肝时，不忘脾肾，肝脾肾往往同调，只是有轻重缓急不同。此外，还需注意痰浊、瘀血的影响，本着"无痰不作眩"的原则，陈老在所有证型中均加用化痰药。同时，他认为痰瘀互结，所以活血药在各个证型中必不可少，陈老喜用丹参，且量达30g，认为"一味丹参，功同四物"，可养血活血不伤正。焦三仙为消导之品，和健脾药同用，脾胃同治，升降有序，使痰邪得化，助药力运化而不伤正。介类药如石决明重镇，是平肝潜阳的常用药，但因其质重伤胃，所以陈老应用较少，多用他品代之。

十二、头痛

头痛是一种常见的自觉症状，可单独出现，也可作为多种疾病伴随症状出现。头痛可分为原发性和继发性头痛，原发性包括原因不明的偏头痛、紧张性头痛、神经性头痛、丛集性头痛等，继发性头痛指由外伤、肿瘤、感染等疾病引起。《素问·风论》中称之为"首风""脑风"，指出外感与内伤是导致该病发生的主要原因，并认为六经病变皆可导致头痛。《伤寒论》中分别论述了太阳、阳明、少阳、厥阴病头痛的不同表现及其方药，如"干呕，吐涎沫，头痛，吴茱萸汤主之"等。李东垣将该病分为外感、内伤头痛两类，有伤寒头痛、湿热头痛、偏头痛、真头痛、气虚头痛、血虚头痛、气血俱虚头痛、厥逆头痛等。朱丹溪提出了六经头痛的引经药，"如不愈各加引经药，太阳川芎，阳明白芷，少阳柴胡，太阴细辛，厥阴吴茱萸"。清代王清任《医林改错》用血府逐瘀汤治疗头痛，"查患头痛者无表证，无里证，无气虚、痰饮等证，忽犯忽好，百方不效，用此方一剂而愈"。头痛的基本病机可概括为"不通则痛，不荣则痛"。外感头痛多为外邪上扰清空，壅滞经络，络脉不通，以感受风邪为主，且多兼夹他邪，如寒、湿、热等。故治疗上也以祛风为主，兼散寒、清热、祛湿。内伤头痛多与肝、脾、肾功能失调有关，多属虚证或虚实夹杂证，虚者宜滋阴养血，益肾填精；实者当平肝、化痰、行瘀；或补虚泻实兼顾并治。风寒头痛多用川芎茶调散加减，风热头痛方用芎芷石膏汤加减以疏风清热和络，风湿头痛多用羌活胜湿汤加减，如为夏季感受暑湿头痛，陈老常加用新加香薷饮治疗。肝阳头痛用天麻钩藤饮加减，血虚头痛方用加味四物汤加减，痰浊头痛多用半夏白术天麻汤加减，肾虚头痛多用大补元煎加减，瘀血头痛多用通窍活血汤加减。临床中医就诊的头痛患者多为原发性头痛，西医诊断多为原因不明，但常与情绪、压力、劳累等密切相关，因此平素宜保持情绪舒畅，避免精神刺激，注意休息等。

验案举例

梁某，男，45岁，2008-10-4就诊。患者自诉头晕胀痛7年余，加重1年。患者10年前因头晕胀痛发现血压高，自后一直规律服药治疗。7年前因劳累后出现头晕胀痛，头痛欲裂，查血压185/110mmHg，入院治疗后好转，其后常有头晕胀痛，劳累或情绪波动后加重。一年前因工作调动，一直有头晕胀痛症状出现，伴心悸、耳鸣、烦躁、口干、口苦，夜寐不安、多梦，小便黄，大便秘结，血压控制不理想，多次去当地医院就诊，未有明显效果。查患者舌红绛无苔，左寸盛尺弱，余部沉，血压185/120mmHg。辨为肝失调达，气郁化火，阳亢风动之证，治宜平肝潜阳息风，方用天麻钩藤饮加减治疗：天麻10g，钩藤8g，生石决明15g，川牛膝15g，桑寄生10g，山栀子15g，黄芩15g，益母草15g，首乌藤15g，生地黄20g，菊花10g，夏枯草10g，白芍12g，大黄（后下）5g，5剂。复诊：患者自述一剂药后头晕胀痛大减，5剂药后，诸证大减，测血压140/90mmHg，查患者舌红绛好转，仍无舌苔，改白芍15g，加当归10g，去大黄，继服五剂。再诊：患者自述已无头晕胀痛，血压125/85mmHg，大便每日一行，偶有口干，舌红苔薄黄，脉细数，拟方如下：栀子10g，黄芩10g，首乌藤15g，生石决明15g，生地黄20g，菊花10g，夏枯草10g，白芍15g，当归10g，7剂。一周后复诊：患者自述将降压药减半量，近1周来血压稳定在130～110/90～80mmHg，无头晕胀痛。嘱患者常饮菊花栀子枸杞茶。

病案特点及心得

　　该患者血压高已有十年，平素烦躁易怒，工作忙碌，肝失条达，郁久生热，邪热循径上额至巅，上扰清窍而致头痛。方中天麻、钩藤、石决明平肝息风潜阳，栀子、黄芩苦寒清泄肝热，桑寄生补益肝肾，牛膝、益母草、白芍活血调血，柔肝敛阴，引血下行，夏枯草、大黄抑肝火。此外，黄芩、夏枯草、益母草还有一定的降压作用。

十三、中风

　　中风是以猝然昏仆、不省人事，伴半身不遂、口舌㖞斜、言语不利或失语为主要临床表现的病证。病轻者可无意识丧失、昏仆症状，仅表现出半身不遂、口舌喎斜等症状。根据有无意识丧失分为中脏腑、中经络。《内经》中的"大厥"、"薄厥"、"仆击"、"偏枯"、"风痱"等病证，与中风的一些临床表现相似，并认为感受外邪、劳累、情绪暴怒等均可致发病。中风的病因病机方面，唐宋以前多以"内虚邪中"立论，治疗多以疏风祛邪、补益正气为主。《灵枢·刺节真邪》"虚邪偏客于身半，其入深，内居营卫，营卫稍衰，则真气去，邪气独留，发为偏枯"。此外，还认识到本病的发生与个人的体质、饮食、精神刺激等有关，如《素问，通评虚实论》"仆击、偏枯……肥贵人则膏粱之疾也"。中风病名首见于《金匮要略》，仲景认为中风病因为络脉空虚，风邪入中。金元时期，许多医家开始认识到"内风"也可致病，如刘河间认为"肾水不足，心火暴甚"，李东垣认为"形盛气衰，本气自病"，朱丹溪认为"湿痰化热生风"等，王履将中风分为"真中"、"类中"。张景岳认为该病与外风无关，提出"非风"之说，认为"内伤积损"是导致本病的根本原因，李中梓将中风病明确分为闭、脱二证，现仍广泛应用于临床。直至近代，各医家认识到本病的发生主要是阴阳失调，气血逆乱，直冲犯脑，对中风病因病机的认识及其治疗逐步完善。治疗方面，中经络：风痰入络证，治当祛风化痰通络，方用真方白丸子加减；风阳上扰证，治当平肝潜阳，活血通络，方用天麻钩藤饮加减；阴虚风动证，当滋阴潜阳，息风通络，方用镇肝熄风汤加减。中脏腑：痰热腑实证当通腑泄热，息风化痰，方用桃仁承气汤加减；阳闭之痰热蒙蔽清窍，治宜息风清火，化痰开窍，方用羚角钩藤汤加减；阴闭，治当化痰息风开窍，方用涤痰汤加减；脱证，回阳救逆，益气固脱，方用参附汤合生脉散加减。恢复期：风痰瘀阻证，治当搜风化痰，行瘀通络，方用解语丹加减；气虚络瘀证，治当益气养血，化瘀通络，方用补阳还五汤加减；肝肾亏虚证，治当滋补肝肾，方用左归丸合地黄饮子加减。中风的临床表现与西医学中的脑血管病相似，如短暂性脑缺血发作、脑梗死、脑出血等。陈老常说，虽为中医人，但临床中仍要中西医结合，中医治疗该病主要在其恢复期和后遗症其疗效显著，急性期仍以西医治疗为主，以免延误病情或危及生命。

验案举例

孙某，男，56岁，2009-9-21就诊。患者左半身不遂、抽搐1个月余，加重1周。家属叙述患者平素烦躁易怒,近半年来常述头晕头痛不适,患高血压7年,平素血压控制不理想,血脂、血糖高,1个月前发怒后出现面红耳赤,头痛欲裂,继而出现左侧半身不遂,偏废,左手拘急难伸,左下肢抬腿困难,不能正常行走,就诊于当地医院,头痛好转,血压下降,但左侧半身不遂未有明显好转。出院后因行动不便时时发怒,近1周来再次出现血压升高185/120mmHg,肢体拘挛不适加重,伴抽搐润动感。头目眩晕、心烦不寐、睡眠中烦躁不安,大便秘结、小便色黄。查患者舌体向左喎斜,舌质红绛,少津,苔黄而干,脉弦数。辨证为肝火旺盛,火动伤阴,热极动风。治宜平肝潜阳,清热泻火,息风通络,方用天麻钩藤饮加减治疗:天麻9g,钩藤(后下)15g,生决明15g,珍珠母15g,夏枯草15g,栀子15g,黄连10g,黄芩10g,大黄(后下)5g,竹茹15g,川牛膝10g,益母草15g,首乌藤20g,茯神15g,5剂。复诊:自述服用两剂后大便畅通、眩晕减轻,烦躁减轻,睡眠好转,肢体拘挛不适减轻,血压降至165/100mmHg。查患者舌质红,苔黄,脉弦数好转,上方去大黄,加菊花15g,白芍15g,当归15g,继服7剂。再诊:诸症得减,精神状态好转,情绪平和,血压降至145/100mmHg,肢体拘挛不适减轻,已可以自行行走,自觉肌肉有触动感,手指麻木,口干欲饮,查患者舌红苔薄黄,脉弦,上方去珍珠母、天麻、钩藤,改白芍30g,当归20g,加玄参15g,桑寄生10g,继服10剂。十天后患者复诊:患者自述诸症平稳得减,手可握物,行走速度增快,偶有头晕不适,但近三天未出现,血压降至145/95mmHg。查患者舌质淡红,苔薄黄,脉微弦,上方去益母草、竹茹,加山药15g,茯苓15g,白扁豆10g,继服10剂。嘱患者常饮菊花枸杞茶,常服粳米粥,益胃阴,养胃气,使肝阴滋化有源。随后患者诸症平稳后,加入养血活血药物,加减治疗半年余后,患者行走如常人,血压维持在125～135/80～95mmHg。

病案特点及心得

本案患者平素烦躁易怒,属肝火旺体质,而1个月前发怒后出现面红耳赤、头痛欲裂等肝阳上亢状态,继而出现左侧半身不遂,偏废,左手拘急难伸，左下肢抬腿困难，不能正常行走等阳亢化风的状态、然患者未积极治疗，仍有烦躁易怒，出现血压升高，肢体拘挛不适加重，伴抽搐瞤动感。头目眩晕，心烦不寐，睡眠中烦躁不安，大便秘结，小便色黄。查患者舌体向左喎斜，舌质红绛少津苔黄而干，脉弦数等火动伤阴，筋脉失濡，腑实症的状态，则治宜先清腑实，泄肝火，潜肝阳，再滋肝阴，柔肝体，舒筋脉，化瘀血治疗，则诸症得愈。但烦躁易怒等肝郁状态，在此时切不可过用行气疏肝祛风之品。

十四、黄疸

黄疸是以目黄、身黄、小便黄为主症的一种病证，其中目睛黄染是本病的重要特征。该病症状一般以小便黄最早出现，目睛黄染是黄疸出现较早、消退最晚且最易发现的指征之一。黄疸病名首见于《内经·素问·平人气象论》"溺黄赤，安卧者，黄疸……目黄者曰黄疸。"《伤寒杂病论》将黄疸分为黄疸、谷疸、酒疸、女劳疸、黑疸五种，并对其病因病机、症状特点分别进行了描述，并创立了茵陈蒿汤、茵陈五苓散等，且认为黄疸病当以18日为期。

陈老认为，黄疸的发病往往是内外因相因为患，外因多有外感湿浊、湿热、疫毒等，内因包括饮食所伤、素体虚弱，或劳倦过度，及肝胆结石、积块瘀阻等等。黄疸的发病，从病邪来说，主要是湿浊之邪，故《金匮要略·黄疸病脉证并治》有"黄家所得，从湿得之"的论断；从脏腑病位来看，不外脾胃肝胆，而且多是由脾胃累及肝胆。黄疸的发病是由于内外之湿阻滞于脾胃，壅塞肝胆，导致脾胃运化功能失常，肝失疏泄，或结石、积块瘀阻胆道，胆液不循常道，随血泛溢而成。病理属性与脾胃阳气盛衰有关，中阳偏盛，湿从热化，则致湿热为患，发为阳黄；中阳不足，湿从寒化，则致寒湿为患，发为阴黄。临床以湿从热化的阳黄居多。阳黄和阴黄之间在一定条件下也可相互转化，阳黄日久，热泄湿留，或过用寒凉之剂，损伤脾阳，则湿从寒化而转为阴黄；阴黄重感湿热之邪，又可发为阳黄。黄疸的病理因素以湿为主，其中尤以湿热为重，正如《丹溪心法·疸》所言："疸不用分其五，同是湿热。"因此其治疗也以化湿利小便为主。从以上描述可看出，黄疸的发病与脾胃关系密切，因此陈老临床治疗黄疸，常以脾胃论治，以健脾养血、利湿退黄为主，在此基础上辨证合用宣肺解表、清热解毒、疏肝、凉血等治法。

验案举例

张某，男，62岁，2008-1-4就诊，主诉周身皮肤黄染三日。患者自诉夜出受风寒后出现发热恶寒，周身酸痛，拘挛不适，咳嗽，小便点滴不畅，后突然出现周身皮肤黄染肿胀，查患者舌质红，苔黄腻，脉浮紧。辨证为伤寒表实证，因风寒湿邪束表，湿郁化热，交蒸肌肤所发黄疸。治宜开宣肺气，利湿退黄。

方用麻黄汤加减治疗：麻黄10g，桂枝10g，杏仁15g，甘草6g，防己9g，葛根10g，茵陈15g，2剂，服药后禁食生冷，啜热稀粥，覆被令微微有汗出。复诊：患者自述1剂药后，汗出，小便利，黄染消退明显，两剂药后，诸证已愈。嘱患者近期忌食生冷，啜热稀粥，注意保暖。

病案特点及心得

本案患者周身黄染，因外感风寒湿之邪束表，肺失宣降，水道不通，即小便不利，湿无去路，湿郁而化热，湿蕴体内，熏蒸于肌肤，而致发黄。遂选用麻黄汤既发汗解表开宣肺气，又宣肺气以通调水道，汗通尿畅，则湿邪自无藏身之处，加防己祛风湿、止痛、利水消肿，既能解外感风寒湿痹，又善走行而泄膀胱湿热，葛根解肌退热，去风寒湿痹，解痉止痛，又加茵陈以利湿退黄，所以两剂药后，诸证得愈。

十五、心悸

心悸是指自觉心中急剧跳动、惊慌不安，甚则不能自主的一种病证。病情较轻者为惊悸，较重者为怔忡。怔忡多伴惊悸，惊悸日久不愈者亦可转为怔忡。

《内经》中无心悸或惊悸、怔忡之病名，《素问·举痛论》有类似症状描述："惊则心无所依，神无所归，虑无所定，故气乱矣"。并认识到其病因有宗气外泄，心脉不通，突受惊恐，复感外邪等。《素问·三部九候论》曰："参伍不调者病"，最早记载了心悸的脉象，认为脉律不齐是疾病的一种表现。心悸病名首见于仲景《伤寒论》和《金匮要略》，其被称之为惊悸、心动悸、心下悸等，认为其主要病因有惊扰、水饮、虚损及汗后受邪等，记载了心悸时的结、代、促脉及其区别，并提出了基本治则及炙甘草汤等治疗心悸的常用方剂。《丹溪心法》中提出心悸当"责之虚与痰"的理论。明代《医学正传》对惊悸、怔忡的区别与联系有详尽的描述。《景岳全书》中认为怔忡可由阴虚劳损所致，且"虚微动亦微，虚甚动亦甚"，在治疗与护理上主张"节欲节劳，切戒酒色"；"养气养精，滋培根本"。清代《医林改错》论述了瘀血内阻导致心悸、怔忡，提出用血府逐瘀汤治疗心悸。临床上，心悸可作为单独症状出现，也常以其他疾病的伴随症状出现，如胸痹、心痛、眩晕、水肿、喘证等，此时应首先针对原发病进行治疗。根据本病的临床表现，可对应于西医学中各种原因引起的心律失常，如心动过速、心动过缓、期前收缩、心房颤动或扑动、房室传导阻滞、病态窦房结综合征、预激综合征及心功能不全、神经官能症等以心悸为主要临床表现的疾病。

陈老认为心悸的病位主要在心，但与肺、脾、肝、肾四脏关系密切，四脏功能失常，均可引起心悸。脾气亏虚，气血生化失源，心血不足，心神失养则心慌、心悸；脾失健运，痰湿内停，扰动心神致病；肾阴亏虚，水火不济，可致心悸；肺主治节，肺气亏虚，不能助心治理调节全身气血运行，心脉运行不畅则心动悸；肝气郁滞，气滞血瘀，或气郁化火，致使心脉不畅，心神受扰，而引发心悸。因此，临床应根据临床表现、舌、脉等辨证用药。

验案举例

病案一

阎某，女，31岁，2008-7-15就诊。自诉近半月来，因劳累过度出现心悸、胸闷、气短、纳食不香、神疲乏力、夜寐欠安，查患者舌苔薄、舌质淡、脉细数。动态心电图检查：频发性房性期前收缩，T波倒置，ST-T下移。辨证为劳心过度，心阳不振，气机闭阻，心失所养。当以补心气、振心阳、养心血治之，方用炙甘草汤加减：炙甘草12g，太子参9g，白术6g，麦冬9g，生地黄10g，五味子6g，薤白9g，当归12g，火麻仁9g，阿胶（烊化）9g，焦三仙（各）15g，茯苓神12g，龙骨，牡蛎（各）10g，丹参30g，浮小麦6g，7剂，嘱用麦仁煮饭，养心安神。复诊：心悸、胸闷、气短、神疲乏力均减轻，饮食量增加，睡眠时间延长，夜梦减少。查患者舌淡苔白，脉细有力。原方减薤白、龙骨、牡蛎、生地黄，改当归20g，加黄芪30g，熟地黄15g。再诊：诸症得安，心电图显示：正常窦性心律，未见明显异常。诸患者常服麦仁饭，以养心安神。

　　按：该患者心悸、胸闷、气短、纳食不香、神疲乏力、夜寐欠安，为心阳不振，气机闭阻，心血不足，心失所养所致，阴血不足，血脉无以充盈，加之阳气不振，无力鼓动血脉，脉气不相接续，故脉结代；阴血不足，心体失养，或心阳虚弱，不能温养心脉，故心动悸。治宜滋心阴，养心血，益心气，温心阳，以复脉定悸。炙甘草汤是《伤寒论》治疗心动悸、脉结代的经典方。方中重用生地黄滋阴养血为君，《名医别录》谓生地黄"补五脏内伤不足，通血脉，益气力"。配伍炙甘草、人参、大枣益心气，补脾气，生津液，以资气血生化之源；阿胶、麦冬、火麻仁滋心阴，养心血，助生地黄充养血脉，共为臣药。佐以桂枝、生姜辛行温通，温心阳，通血脉，诸厚味滋腻之品得姜、桂则滋而不腻。诸药合用，滋而不腻，温而不燥，使气血充足，阴阳调和，则心动悸、脉结代，皆得其平。妇人心悸不寐，嘱以麦仁煮饭，意取以心养心，除烦安神、食药互补。

病案二

　　孙某，男，53岁，2003-7-28初诊。患者诉两年来自觉疲乏劳累，两个月前出差劳累后常有心慌心悸、胸部满闷，失眠多梦、乏力困倦之感加重，晨起周身酸软，一周前出现心慌、心悸频发、气短不续、自汗、盗汗。观其舌质淡嫩，脉弦紧。辨证为心胸阳气不足，导致水气上冲的

"水心病"之证。治应通阳化饮，补益心气。方用苓桂术甘汤加减：茯苓15g，桂枝10g，白术15g，炙甘草10g，黄芪30g，党参15g，白术10g，7剂，水煎服。复诊：服至7剂后，心悸、困倦明显减轻，仍有气短、自汗症状。守方继服7剂病愈。

病案特点及心得

本案为中焦阳气不足，脾失健运，湿聚为饮之证，痰饮随气升降，停于胸胁，则胸胁支满；阻于中焦，清阳不升，则头晕目眩；上凌心肺，则致心悸、气短；舌质淡嫩、脉弦紧皆为痰饮内停之征。《伤寒论》"心下逆满，气上冲胸，起则头眩，脉沉紧"，治以苓桂术甘汤，温阳下气治心悸、胸满；消阴水利痰，治疗咳逆，利水渗湿与温阳健脾并进。患者疲劳困倦感重，同时有自汗盗汗之症，佐以补气健脾之黄芪、党参、白术。

十六、不寐

不寐是指以经常不能获得正常睡眠为特征的一类病证。主要表现为睡眠时间、深度的不足，轻者入睡困难，或寐而不酣，时寐时醒，或醒后不能再寐，重则彻夜不寐。《内经》中将其称为"目不瞑"、"不得眠"、"不得卧"，认为不寐的病因一是其他病证影响，如咳嗽、呕吐、腹满等，使人不得安卧；二是气血阴阳失和，使人不能寐，如《素问·病能论》曰："人有卧而有所不安者，何也……脏有所伤及，精有所寄，则安，故人不能悬其病也"。《素问·逆调论》"胃不和则卧不安"。《伤寒论》及《金匮要略》中记载了用黄连阿胶汤及酸枣仁汤治疗失眠，提出"虚劳虚烦不得眠"。《景岳全书》提出不寐病机可分为有邪、无邪两类。明代李中梓《医宗必读·不得卧》将失眠原因概括为"一曰气盛，一曰阴虚，一曰痰滞，一曰水停，一曰胃不和"五个方面。临床中，陈老常嘱不寐治疗需辨其虚实，虚证多由心脾两虚，心胆气虚，阴虚火旺，引起心神失养所致；心火炽盛，肝郁化火，痰热内扰，致心神不安属实证。病情迁延日久，可见虚实夹杂之证。西医学中的神经官能征、更年期综合征多见有不寐的临床表现。除服药治疗外，患者平素应适度运动，保持心情放松等。

验案举例

病案一

张某，女，50岁，2010-12-10就诊。患者自诉心悸失眠4年余，自围绝经期始，出现烦躁不安、失眠、易怒、自汗、盗汗症状，1个月前自觉工作劳累后诸症加重，出现头部沉重疼痛，口干及腰困不适，脉细而数，尺脉弱，舌质红少苔。辨证为肾阴亏虚，虚火上越，心肾不交。治应滋阴降火，交通心肾。方用黄连阿胶汤与交泰丸加减：黄连15g，黄芩8g，阿胶（烊化）15g，白芍15g，肉桂12g，生地黄20g，山茱萸8g，枸杞子15g 3剂。复诊：服用3剂后诸症减轻，仍有汗出，加柴胡10g，五味子10g。再服5剂后诸症痊愈

病案特点及心得

本案患者处围绝经期，肝肾阴虚，虚火上扰于心，劳累后心阴暗耗，肝肾亏虚愈重，则火愈亢，可见舌红少苔，脉细而数，尺脉弱之象，治当滋肾阴，清心火，交通心肾，遂选用黄连阿胶汤与交泰丸加减。更加滋阴降火之生地黄，滋补肝肾之枸杞子，考虑患者处于围绝经期，予以少量山茱萸，滋补肝肾收涩。

病案二

张某，女，39岁，2001-10-3就诊。患者自诉失眠伴头眩、心烦半年。患者近半年来失眠少寐，入睡困难，夜半易醒、醒后不能入睡。伴见胸闷、头眩、心烦、倦怠、少气等症。脉沉弦细，苔薄黄，舌边尖红。辨证属肝郁内热，虚火内炎。治应疏肝解郁，养血健脾。方用丹栀逍遥散加减：牡丹皮10g，栀子10g，白芍15g，柴胡12g，当归15g，茯苓10g，白术10g，炙甘草6g，生姜2g，薄荷2g，7剂。再诊：药后胸闷、头眩、心烦诸症明显减轻，睡眠大有进步。舌脉如前，守上方加炒酸枣仁30g，首乌藤15g，7剂以养心安神。再诊：药后已能熟睡，胸闷、头眩等症若失。刻下唯觉少气，身体疲乏，脉细苔白，转方用小剂补中益气汤加酸枣仁、

茯神以巩固疗效。

病案特点及心得

　　失眠一症，一般多从心论治。以心属火脏，主血藏神，为其主论依据，认为血虚者神不藏，火甚者神不安。此论虽无不妥，但刘氏认为，肝藏血，血舍魂，人卧则血归于肝，而魂归于舍，因而睡眠得安。本案辨治所以不从养心安神着手，因其心神不安，正是缘于魂不归舍所致之故，故从肝论治。由于血虚而肝气郁，以致魂不归舍而使心神不藏。其辨证要点在于患者心烦、胸闷、头眩、脉象弦细等症，故用逍遥散养血疏肝，以解肝气之郁，使魂归其舍而心神以藏。但患者又见舌质红、苔黄，表明肝气郁滞已有化热之势，故又加牡丹皮、栀子以气血两清，更有助于魂归神安之效。丹栀逍遥散是刘氏临证常用的方剂之一，其运用时多重用当归、白芍以养阴血，认为血足则肝郁易解，血足则夜卧魂归于肝、神安于心。至若生姜、薄荷，则用量甚小，旨在解郁而不在于发散。总之，本案治疗从肝着眼，解郁着手，待肝郁渐解，胸闷、心烦、头眩缓减，再议加养心安神之品，以增强安神之功效。

十七、痫病

　　痫病是以突然意识丧失，发则仆倒，不省人事，两目上视，口吐涎沫，四肢抽搐，或口中怪叫，移时苏醒，醒后一如常人为主要临床表现的一种发作性疾病，是一种发作性神志异常的病证，又称为"痫证"、"癫痫"、"羊痫风"等。痫病首见于《内经》，称之为"胎病"，提出本病与先天因素有关。《诸病源候论》对本病症状已有详细描述，"其发之状或口眼相引而目睛上摇，或手足掣纵，或背脊强直，或颈项反折"。《三因极一病证方论》指出："癫痫病，皆由惊动，使脏气不平……或在母胎中受惊，或少小感风寒暑湿，或饮食不节，逆于脏气"，提出本病的发生是因各种因素引起脏气不平所致。《丹溪心法·痫》指出其病因"无非痰涎壅塞，迷闷孔窍"。李东垣曰："皆阳迹、阴迹、督、冲四脉之邪上行而为病"。本病的病因分为先天因素和后天因素，后天因素主要有七情失调、外感六淫、跌仆损伤后瘀血阻滞等。痫病病位在心，与五脏有关。病机为脏腑失调，痰浊阻滞，气机逆乱，风痰内动，蒙蔽清窍。该病分为发作期和间歇期，中医一般在间歇期进行治疗。间歇期可分为：风痰闭阻证、痰火扰神证、瘀阻脑络证、心脾两虚证、心肾亏虚证，需辨证论治。痫病病理因素以痰为主，因此治疗时以化痰为主。陈老治疗该病，常用羚角钩藤汤、定痫丸、涤痰汤、交泰丸、归脾汤等。该病日久难愈，常反复发作，临床中后天因素致病的患者治疗效果相对较好。

验案举例

病案一

史某，男，22岁，2004-12-8就诊。患者患癫痫病17年，长期服用卡马西平治疗。近一年来加重，每月发作2～3次。发作时意识丧失、手足抽搐、喉中痰鸣、口吐白沫，伴尖叫，面色青紫，尿失禁，醒后头昏、头痛，目赤，烦躁，疲乏。平素烦躁易怒，头痛，失眠，多梦，纳差，大便黏腻不爽，查患者舌质红绛，苔黄腻；切其脉沉弦滑数。辨证为肝火动风动痰，上扰心营，治则当以凉肝息风，兼化痰热。方用羚角钩藤汤加减治疗：水牛角丝30g，钩藤10g，桑叶10g，菊花10g，生地黄20g，龙胆草10g，茵陈30g，白芍15g，夏枯草10g，栀子10g，竹茹15g，生石决明30g，甘草6g，3剂。复诊：患者自诉服药后有大量黏液便排出，烦躁感减轻，睡眠好转，食欲好转，查患者舌红绛状态好转，苔腻减轻，脉弦滑，守方继服3剂。再诊：患者自诉已无烦躁不安，睡眠可，食欲好，大便稀，查患者舌质淡红，苔薄黄，脉沉细，患者自述有疲劳感，患者久病耗伤气阴，热证已不明显，患者有气阴两虚症状，上方去茵陈、桑叶、夏枯草、竹茹，改水牛角丝10g，生地黄15g，生石决明15g，栀子5g，加鸡子黄2枚，阿胶10g，龟板胶10g。5剂。复诊：患者自诉自服药以来，癫痫未发作。已无烦躁不安，睡眠好，纳可，大便一日一行，成形便。偶有疲劳感，睡而不易醒。查患者舌质淡，苔白，脉细缓，予以患者成药补中益气汤，常服大枣山药粳米粥健脾养胃，固护气阴。

病案特点及心得

本案证属肝经热盛所致的热极生风证，热盛动风，火盛炼液为痰，风助火势，火借风威，痰随风动，则风、火、痰三者随肝火俱升，直犯巅顶，发为痫病。故并见有头昏、头痛、目赤、烦躁易怒、喉中痰鸣、舌质红、苔黄、脉弦滑而数等症。因本案肝火上炎为主要矛盾，故治疗以清泻肝火为主，兼以息风化痰为辅。遂选用羚角钩藤汤加减应用：方中羚羊角入肝经，凉肝熄风；钩藤清热平肝，息风解痉，共为君药。配伍桑叶、菊花、龙胆草辛凉疏泄，清热平肝息风，以加强凉肝息风之效，用为臣药。栀子清心安神，石决明平肝潜阳，除热明目；热极动风，风火相煽，易耗伤阴液，故用鲜生地、白芍、甘草三味相配，酸甘化阴，滋阴增液，柔肝舒筋，邪热亢盛，每易灼津成痰，故用竹茹、茵陈以清热利湿化痰；生甘草调和诸药，则应用后诸症得减。久病耗伤津液，火热、痰浊尽去后，可见患者气阴两虚症状，则加入血肉有情之品：鸡子黄、阿胶、龟板胶滋阴降火。患者诸证得愈，予以患者健脾益气之剂，大枣山药粳米粥健脾养胃，固护气阴。从中医整体观念，达到从根本上治愈疾病的目的。

病案二

成某，男，14岁，2004-12-8就诊。患儿从小胆怯易惊，四年前因考试成绩差受批评后出现发作性四肢抽搐，口吐白沫，伴惊叫。半年前患儿腹泻数日后，发作频繁，发作时伴汗出，患儿痛苦貌，大小便失禁。患儿平素纳少，常诉胃脘胀满，夜寐不安，梦中呓语，平素精神淡漠与烦躁易怒交替，大便不调，数日不行或一日多行，大便稀溏。查患者舌质红，舌苔黄腻，边有齿痕。脉象沉弦无力。辨证为心胆气虚，虚火上炎，痰火上扰心神。治则宜疏肝健脾，涤痰清火，滋养心神。方用甘麦大枣汤合交泰丸加减治疗：小麦30g，甘草10g，大枣10枚，柴胡10g，竹茹10g，党参15g，柏子仁15g，木香10g，陈皮8g，3剂。复诊：家长诉服药后，患儿大便每日一行，饮食量增加，烦躁易怒次数逐渐减少，仍表情淡漠，夜寐较安，守方继服5剂。再诊：家长叙述患儿未有烦躁易怒表现，白昼精神好转，与人交流增加，饮食量增加，夜寐较安，查患儿舌质淡，苔白，边有齿痕，脉细缓，上方去黄连、肉桂，减柴胡6g，竹茹6g，加人参10g，当归10g，继服5剂。复诊：患儿精神好转，与家人交流增加，自服药以来癫痫未发作。上方去半夏、柴胡，加茯苓10g，山药15g，继服7剂。其后应用补益之剂对患儿补脾益气治疗，半年来未有发作，患儿体重增加，能与周围人进行正常交流。

病案特点及心得

本案患儿素体脾胃功能虚弱，心胆气虚，湿聚成痰，情志不遂后，痰火扰心，发为癫痫。治宜首先清火祛痰，后补益气血，宁心安神，初诊选用甘麦大枣汤合交泰丸加减治疗，甘麦大枣汤最早出于《金匮要略》："妇人脏躁，悲伤欲哭，象如神灵所作，数欠伸，甘麦大枣汤主之"。具有养心安神，柔肝缓急的功效，合用交泰丸引火归元，同时清心降火。配伍应用柴胡疏肝理气，竹茹清利湿热，木香、陈皮行气健脾化痰，则诸症得减。再诊，查患者舌脉，湿热痰火症状已不明显，患者以淡漠表现为主，心脾气血虚，加入人参、当归补脾益气。气血足以养心神，则四诊患者精神状态好转，予以健脾益气之剂。患者后天之本得以固护，整体得调，则久病得愈。

十八、肩痹

肩痹是中老年的常见病，其临床表现以肩关节疼痛为主，初期往往症状较轻，且呈阵发性，常因天气变化或劳累而诱发。伴随时间的推移，逐渐发展为持续性疼痛，尤其是在肩关节内旋、后伸、上举、外展等运动时更为明显，甚至剧痛难忍，严重影响患者的工作和生活，给患者带来了较大的痛苦和不便。多由年老体弱、肝肾不足、气血亏虚、脏腑功能衰退或气血不足、营卫不和、腠理不密、汗出当风，风、寒、湿邪客于肩部经络，致使筋脉收引、气血阻滞而成，属中医学"痹证"范畴。《类证治裁》曰："诸痹者，皆由荣卫先虚、腠理不密，风、寒、湿邪乘虚内袭，正气为邪气所阻，不能宣行，因而气血凝滞，久而为痹"。

1.气血亏虚，寒湿外袭为因

陈老通过长期的临床实践，认为肩痹的发生主要是由于中老年气血亏虚，肌表不固，寒湿外袭为其病机。《素问·逆调论》指出："营气虚则不仁，卫气虚则不用，营卫俱虚，则不仁且不用，肉亦故也"。说明营气不足则血少，血少则经脉失养，麻木拘挛；卫气不足则气少，气少而肢体不用，屈伸不利，不能抗御外邪，外邪易于入侵，闭阻阳气，凝滞经脉；如营卫俱虚，肌肉麻木沉者更甚。若肩部护卫不当，或劳损致伤，或长期静而不动，以致肩部肌肉筋脉凝滞不畅，气血痹阻，而肩痛发作，肌肉筋脉失用，患侧活动受限，功能障碍。同时，肾气亏虚，不仅使脏腑经络失养，气血运行不畅，更可导致机体防御功能的减退，使机体容易被外邪侵袭，邪瘀络阻，则痹痛因之而作。"脾为后天之本"、"气血生化之源"，脾主运化，主肌肉、四肢，李东垣说"百病皆由脾胃衰而生也"，而"脾主为胃行其津液者也"。脾虚则运化失职，湿浊内生，湿浊之邪流注于肌肉、关节之间，闭阻脉络则产生痹痛。同时，脾气亏虚，气血生化乏源，气血不足则经脉、筋肉、关节失养，也可导致气血运行不畅而产生痹痛。疾病日久或治疗不及时，则湿瘀互结，闭阻经络，流注骨节，凝滞难去。因此，本病属本虚标实之患，气血亏虚为本，闭阻脉络为标。由于外邪侵袭，以及气血不足、筋脉失养等，均可导致气血运行不畅而血瘀络阻，并表现在本病的各个阶段，邪瘀日久必然产生痹证。因此，尽管导致肩痹发病的原因有多种，但气血亏虚、寒湿痹阻脉络才是本病的根本病机特点，并贯穿于本病的始终。这也正是本病病程缠绵，每遇诱因而反复发作的主要原因，临床辨治之时，尤当注意。

2.探讨病机，发展古方

《内经》云"正气存内，邪不可干"，"邪之所凑，其气必虚"，又曰"风寒湿三气杂至，合而为痹也"，故痹症的形成多与体质虚弱，抗病功能低下有关，邪气多由皮毛而入，故肩痹应益气养血、补养脾肾为其治。根据治病求本的原则，本病应扶正固本，驱邪外出，以调和营卫、益气养血、补养脾肾为主，再根据辨证，分别佐以祛风、散寒、除湿、活血、通络等药物。多年来根据临床观察及病例分析，陈老认为从气血论治以温阳行痹之黄芪桂枝五物汤加减，治疗各种痹症效果满意，是取其黄芪扶正气，固腠理，桂枝通阳散寒，芍药调和营卫，全方始终以三味药为主，从而使黄芪桂枝五物汤的应用更加广泛。临证时更应重视气血调理，重在扶助正气，须根据辨证，分清寒、热、虚、实，随证加减，采用益气、养血、通阳、散寒、疏风、祛湿、活血、通络、宣痹等方法，治疗时往往多法并用、寒热并用。对于久病患者或年老体弱者，陈师强调一定要注意加大补脾益肾药物的应用，尤其要注意纠正脾气虚，以固后天之本，减少复发。临床在具体运用之时，陈老还根据患者症状表现的不同随证加减，如对于血瘀重者，由于藤类药善走经络，选用鸡血藤通络舒筋、活血补血、专通络中之血。对于脾虚纳差者，用焦三仙消食化积、健脾和胃。诸药伍用，使气血得补、寒湿得清、瘀血得除，则病可痊愈。

3. 守法守方，坚持治疗

陈老认为，肩痹生于虚，由风、寒、湿三气结聚而成，因其寒性易凝，湿性重浊黏滞，所致之病，病程较长，缠绵难愈，不易速去，虽用药对证，但仅服数剂则尚难见效。故对此类疾病之治疗，除医者详细辨证，审证用药外，应做好患者的思想工作，对服药后效果不显或无效的患者，医者应详细分析临床见证，审证求因，决不能操之过急，随便更换方药。

另外，在对肩痹进行药物治疗的同时，陈老还十分重视对患者饮食的调理，如嘱患者避免进食高嘌呤食物，严禁饮酒，同时还要限制高蛋白、高脂肪食物的摄入，应多食碱性食物（如新鲜蔬菜、水果等），脾胃虚弱之人可常服香砂养胃丸，同时可配合局部理疗按摩这样才能提高疗效，缩短治疗时间，为患者早日康复提供可靠的保证。

验案举例

病案一

谭某，女，60岁，退休工人，2012-11-12就诊。患者有长期负重劳作病史，一年前在外劳动时，衣着不慎，汗出当风，邪乘虚而入肌体，故全身关节疼痛，尤以右肩关节痛甚，虽在当地经针灸理疗治疗，未见好转，近月来其症加重，右肩及颈项疼痛不适，不能上举，穿衣困难，由家属搀扶就诊。查其肩关节疼痛异常，不恶寒，微汗，纳差，二便如常，舌质淡，苔白，脉浮缓，此乃风邪侵袭所致之行痹也。遂以黄芪桂枝五物汤加防风12g，荆芥12g，羌活12g，葛根12g，桑枝20g，当归12g，川芎12g，茯苓12g，焦三仙各15g 5剂。二诊时，患者述疼痛减轻，项强消失，继以上方加减共服20余剂，诸证悉愈，5个月后随访如常。

病案二

张某，男，51岁，农民，2013-9-15就诊。患者于3个月前因农耕在外露宿感受寒湿之邪，后即感左肩关节疼痛，活动困难，继则连及左上肢，疼痛难忍，穿衣及刷牙均受限，每遇劳累或天气变化而疼痛加重，曾在某医院诊断为肩周炎，住院治疗10余日，好转出院后，正值阴雨连绵，前症复发，较前更重，不能抬肩，左上肢活动时疼痛加剧，达2个月之久，遂来本院求诊。查其表情痛苦，面色苍白无华，左上肢痛不可触，关节无红肿，舌质淡，苔白，脉沉细。方以黄芪桂枝五物汤重用黄芪50g补气，加茯苓12g，木瓜12g，防己9g、薏苡仁15g，姜黄15g，焦三仙各15g，葱白3根7剂。患者服药次日，自感疼痛加剧，其妻来告知病情，此乃药力已达病所，嘱其不必恐惧，继服上药6剂后，痛减大半。二诊加附子9g，麻黄10g，鸡血藤12g，7剂，服药后黏汗大出，饮食增加，二便正常，身体轻松，穿衣及刷牙动作如常。嘱其睡火炕，避风寒，加服金匮肾气丸月余而愈。

病案特点及心得

陈老治疗肩痹，常以黄芪桂枝五物汤为基础方加减，方药如下：生黄芪30g，党参20g，桂枝6g，当归15g，苍术、白术各12g，赤芍、白芍各15g，茯苓12g，砂仁3g，熟地黄15g，三七粉6g，炙甘草6g，生姜3片，大枣3枚。根据临床症状和实验室检查加减：伴上肢串痛为主的加桑枝、秦艽通络止痛；伴下肢疼痛的加牛膝；风邪偏盛，关节疼痛呈游走性的，加防风、荆芥穗以疏风散寒；寒重的，加葱白、细辛、肉桂、附子温阳散寒；肩关节肿胀明显的，加木瓜、防己、薏苡仁利湿消肿；肩关节红肿疼痛、舌质红，苔黄，或血沉快的，加生石膏、金银花、连翘、蒲公英等清热通络；类风湿因子阳性者，加青风藤、雷公藤舒筋通络，抑制免疫；关节挛急疼痛严重者，重用当归，并加大白芍用量至30g，以养血荣筋、缓急止痛；以舌暗瘀紫者，加桃仁、红花、鸡血藤活血通络；腰背疼痛者，加杜仲、桑寄生、狗脊温阳补肾；形寒肢冷，腰背冷痛，面色青紫者，加鹿角胶温肾壮阳；痹证日久，关节僵硬变形者，加僵蚕、地龙、全蝎、乌梢蛇等化瘀通络。

十九、内伤发热

正常人体温维持在37℃左右，一昼夜上下波动不超过1℃。由于致热原的作用使体温调定点上移而引起调节性体温升高（超过0.5℃）时，就称之为发热。通常，临床上把体温超过正常水平统称为发热。

中医将发热分为外感发热、内伤发热两大类。外感发热是指感受六淫之邪或温热疫毒之气，导致营卫失和，脏腑阴阳失调，出现病理性体温升高，伴有恶寒、面赤、烦躁、脉数等为主要临床表现的一类外感病证。外感发热常见于内科疾病中，严重者可出现神昏谵语，抽搐惊厥，甚至危及生命，多与西医学中急性感染性疾病相对应。内伤发热是指以内伤为病因，脏腑功能失调、气血水湿郁遏或气血阴阳亏虚为基本病机，以发热为主要临床表现的病证。一般起病较缓，病程较长。临床上多表现为低热，但有时可以是高热。《内经》中即有关于内伤发热的记载，其中对阴虚发热的论述较为详细。《金匮要略·血痹虚劳病脉证并治》以小建中汤治疗手足烦热，《太平圣惠方·第二十九卷》中以柴胡散、生地黄散、地骨皮散等方剂治疗虚劳烦热，为后世治疗阴虚发热提供了借鉴。李东垣对气虚发热的辨证及治疗作出了重要的贡献，以其所拟定的补中益气汤作为治疗的主要方剂，使甘温除热的治法具体化。东垣在《内外伤辨惑论》里，对内伤发热与外感发热的鉴别作了详细的论述。朱丹溪对阴虚发热有较多的论述，强调保养阴精的重要性。西医学的功能性低热，肿瘤、血液病、结缔组织疾病、内分泌疾病，以及部分慢性感染性疾病所引起的发热和某些原因不明的发热，在有内伤发热的临床表现时，中医均可诊断为内伤发热。陈老认为内伤发热多以气虚为主，或脾胃气虚，气血生化无源，致机体阴血不足，阴不敛阳而发热；或气虚及阳，阳虚阴盛，虚阳外越而致发热；或脾气虚，不能升清，无力运化水湿，致湿郁遏，郁久而化热。因此，临床治疗内伤发热，常用健脾益气、健脾燥湿等药。

验案举例

病案一

沈某，男，63岁，2012-4-15就诊。感冒、发热一周，自觉疲倦乏力，纳少，自觉有痰黏滞咽喉，不易咳出，静脉输注、口服多种药物治疗未见明显效果，体温仍反复升高，午后低热。现症：体温反复升高，未有汗出，周身困倦乏力不适，口中黏腻不适，自觉有黏痰黏滞咽喉部，纳少，脘腹胀满，头部困重不适，大便溏泄，小便小而频数。查患者脉象弦滑，舌质暗淡，舌苔秽腻。辨证为寒湿外袭，肺胃郁闭。治应芳香解秽，通阳利湿。拟方如下：桂枝8g，藿香10g，防己10g，茯苓15g，苍术15g，白术15g，薏苡仁30g，法半夏10g，陈皮10g，厚朴5g，砂仁（后下）10g，茵陈15g，2剂。复诊：患者一剂药后微有汗出，小便量增多，体温下降，两剂药后，体温恢复正常，饮食量增加，口中黏腻感减轻，大便仍溏泄。查患者脉沉滑，秽腻苔减，仍有湿浊困滞中焦，予以和胃利湿之剂。予以平胃散合实脾散加减合用：苍术15g，厚朴5g，陈皮15g，干姜15g，高良姜15g，茯苓15g，法半夏15g，薏苡仁25g，砂仁（后下）6g，木香10g，草果10g，5剂。再诊，患者叙述三剂后诸症得愈，体温正常，周身有力无不适，口中已无黏腻感，咽喉清利，正常饮食，脘腹无不适，头部困重已无，大便成形，近三日来，每日一行。查患者舌质淡，苔薄白，脉濡缓，患者自诉平素易胃脘痞满不适，予以患者平胃散合参苓白术散加减应用：苍术15g，厚朴5g，陈皮15g，白扁豆10g，薏苡仁20g，山药15g，党参20g，黄芪20g，5剂。

病案特点及心得

体温反复升高，无汗出，周身困倦乏力不适，口中黏腻不适，自觉有黏痰黏滞咽喉部，纳少，脘腹胀满，头部困重不适，大便溏泄，小便小而频数。均为内有湿困痹阻，外感寒湿之邪之证，而静脉输注液体加重体内寒湿之证，所以诸症未解反而加重，治宜芳香解秽，通阳利湿。湿为阴邪，寒湿同体，非辛不散，非温不通，非淡不渗。一诊以去在表寒湿为主，治表而不留邪；二诊以实脾温阳利湿为主，治疗根本之寒湿；三诊以健脾益气固护为主。

病案二

庄某，女，10岁，2010-7-24就诊。患者长期低热，低热37.5℃，腹时有胀痛，查患者脉微数，舌苔薄白。辨证为脾虚发热，治当益气健脾，方选四君子汤加减：人参9g，白术9g，茯苓9g，炙甘草9g，山药18g。复诊：2010-7-31，低热腹胀均减。持续服前药2周，低热与腹胀痊愈。

病案特点及心得

患者长期低热，舌布薄白苔，腹时时胀痛，属脾虚之症，治以四君子汤加山药以滋脾阴。《幼科要略》载："小儿热病，诸治不效"，"张季明谓元气无所归着，阳浮则倏热矣，六神汤（即四君子汤加山药、扁豆）主之"。盖四君子汤是"治脾药"，故济以功能"滋阴退热"之山药，与张锡纯以"健脾阳"之白术9g，配伍"滋胃（脾）阴"之山药30g同义。

二十、消渴

消渴是以多饮、多食、多尿及消瘦、尿有甜味为特征的病症。历代医家多从阴虚燥热立论，糖尿病属于消渴范畴。陈老指出，近年来随着大量临床与实验研究的不断深入，提出了脾虚论、肾虚论、肝郁论、气虚论及瘀血论等新观点，极大地丰富了消渴的病因病机学说，同时可以看出其病机繁杂，但追本溯源，为脾气虚弱所致。其病因主要为先天禀赋虚弱，或饮食不节、劳逸失调；病机为脾气虚弱，水津运化失常，聚湿生痰，蕴结中焦。治疗重点在控制饮食、增加运动的基础上重视脾胃，健脾除湿、辛开苦降、寒热并用、调理气机，以清除痰湿瘀滞，解除脾气郁遏，恢复中焦斡旋。陈老对该病的认识主要体现在以下几个方面：

1. 体质辨识，理脾为要

在消渴的病因病机方面，陈老特别强调脾虚是发病的根本原因，尤其是2型糖尿病前期。认为中医脾脏功能与现代医学的胰腺功能相似，脾虚即胰岛功能不足，致胰岛素抵抗、高胰岛素血症等，最终发展为糖尿病。2型糖尿病有85%为肥胖患者，存在胰岛素抵抗现象，因此强调早期进行体质辨识治疗，从脾论治，干预糖尿病的发生、发展。《素问·奇病论》云："有病口甘者……名曰脾瘅，此肥美之所发也。此人必数食甘美而多肥也，肥者令人内热，甘者令人中满，故其气上溢，转为消渴"。脾主运化，为气血生化之源。现代生活方式和社会环境，最易损伤脾胃，过度劳累，耗伤脾气，运化不及，则气血生化乏源，神疲倦怠乏力；安逸过度，脾气内结，气血运行不畅，久则脾气亏虚。若思虑过度，缺乏运动，二者相合，脾气愈虚，劳伤心脾，阴血不足。《灵枢·本藏》说："脾脆，则善病消瘅、易伤"，又如李东垣所言"脾气不足，则津液不能升，故口渴欲饮"。脾虚不能为胃行其津液，精微物质不能正常化生输注，上不能奉养心肺，中不能转输于胃，下不能滋养肾阴，导致肺燥、胃热、肾亏、血瘀等。陈老认为，血糖、血脂增高及肥胖都是脾虚"化精"、"散精"功能失常的表现，如张锡纯说："元气不升，大气下陷，脾不散精"，故治疗当健运中宫，理脾为要。处方时应用中医"四季脾旺不受邪"理论改善体质，通过健脾摄精、除湿化浊、通络活血方法，健脾除湿以养脾阴，上可润肺阴，培土生金；中养脾阴以濡胃阴，即脾主为胃行其津液；下达可滋肾水，助气化。脾旺则运化有机，水谷精微归于正化，散精于肺，水津四布，机体代谢正常，从而使五脏安宁，气血阴阳平衡，四季脾旺不受邪，同时脾旺健运，胃和受纳，体质平和，纠正内环境，改善胰岛素抵抗，增强胰岛素功能，达到糖尿病早期干预的目的。脾喜燥恶湿，湿去脾自健，用药多取甘淡、渗湿、芳化之品淡渗利湿，芳化醒脾，理气助运，使甘淡之品补而不滞；常取黄芪、党参、白术、山药益气健脾而助运化；葛根甘凉，于清热之中，又能鼓舞脾胃清阳之气上升，而有生津止渴之功效。脾之升清以胃之降浊为基础，胃之降浊协助脾之升清，党参、白术、黄芪三大健脾补气药相配伍，佐以葛根升清阳，共奏健脾摄精之功效。张志聪曰："有脾不能为胃行其津液，肺不能通调水道而为消渴者……以燥脾之药治之，水液上升即不渴也"。常用苍术、茯苓、薏苡仁淡渗利湿，补益脾气，补而不腻；藿香、佩兰芳香醒脾，化湿和中；黄连、半夏健脾燥湿，使脾气健运，运化有序，水谷精微转输归于正化，散精于肺，通调水道，水津四布而机体代谢正常。用药多为平淡轻灵之品，少用香燥理气之品，以防耗阴伤津。

2.健脾摄精，改善糖代谢

在消渴的治疗中，陈老强调脾气散精及脾为胃行其津液功能。脾胃同处中焦，以膜相连，脾为阴土，喜燥恶湿，主运化水谷精微，主升清；胃为阳土，喜润恶燥，受纳水谷，主降浊。当脾胃受损，运化失健，升降失常，脾不散精，则水谷精微直驱膀胱；脾不为胃行津液，胃中津液乏源，虚火内生，则消谷善饥；水谷精微下注，不能充养，则消瘦乏力，总之，脾脏虚弱，脾失健运是糖尿病的关键。处方常以党参、白术、黄芪、山药、葛根等健脾益气摄精，降低血糖。脾虚湿生，胃热淫脾，相互影响，阻碍气机，故在处方时又注重温清并用，辛开苦降，升清降浊，斡旋气机，如叶天士所云："太阴湿土，得阳始运。阳明燥土，得阴自安"，以此脾胃升降恢复正常，脾主散精，为胃行其津液，最能切中消渴机。

验案举例

李某，男，56岁，2010-3-27就诊。近日自觉口渴喜饮，小便色白、频数量多，尿愈多而渴愈甚，大有饮一溲一之势。伴腰膝酸软、手足心热、畏寒怕冷，大便干燥、二日一行，舌质红，脉沉细无力。西医诊断为糖尿病，中医诊为消渴之"下消"证，为肾中阴阳两虚，气化无权，津液不化之证。治以补肾温阳化气为法，拟方如下：附子4g，桂枝4g，熟地黄30g，山萸肉15g，山药15g，牡丹皮10g，茯苓10g，泽泻10g，党参10g。并嘱其控制饮食及糖类食品。服药7剂后，小便次数明显减少。照原方加减又进30余剂，则渴止、小便正常，诸症随之而愈。

病案特点及心得

肾寓元阴、元阳，为水火之宅。消渴一证，本为阴虚，然阴阳相互维系，依存互根，病程一久，可阴虚及阳。本案患者肝炎一年，继而并发消渴，有肾阳虚之象，既不能蒸津液以上腾，又不能行气化以摄州都，故上为消渴不止，下为小便频数，以致形成饮一升、小便亦一升的情况。《景岳全书·三消干渴》说："又有阳不化气，则水精不布，水不得火，则有降无升，所以直入膀胱而饮一溲二，以致泉源不滋，天壤枯涸者，是皆真阳不足，火亏于下之消证也"，说明消渴与阳虚不能蒸腾津液亦甚为密切。水液偏渗于小肠，故大便反见干燥。治疗当从水中温阳，以蒸津化气为本。《金匮要略》指出："男子消渴，小便反多，以饮一斗，小便一斗，肾气丸主之"。本方在熟地黄、山萸肉、山药等滋补肾阴的基础上加上桂枝、附子温养之品，意在微微温补少火，以生肾气，其配伍方法属"阴中求阳"之义，正如张景岳说："善补阳者，必于阴中求阳，阳得阴助则生化无穷"。待阳生阴盈，肾气充盛，则蒸化封藏之功自复，故口渴、溲频之症随之而愈。

二十一、妊娠恶阻

妊娠恶阻是妊娠早期常见的病症之一，主要机制为"冲气上逆，胃失和降"。《沈氏女科辑要》对妊娠病的病机早有论述："妊娠病源有三大纲：一曰阴亏。人体精血有限，聚以养胎，阴分必亏。二曰气滞。腹中增一障碍，则升降之气必滞。三曰痰饮。人身脏腑接壤，腹中遽增一物，脏腑之机括为之不灵，津液聚为痰饮。知此三者，庶不为邪说所惑"。陈老认为，妊娠恶阻的基本病机是孕后血聚养胎，经血停闭，冲脉气盛，上逆犯胃，胃失和降，致恶心、呕吐，但其根本在于脾虚胃热，中焦气机失调，涉及肝胆，这与妊娠初期生理上的特殊改变及体质因素有关。随着现代生活方式的改变，受社会环境的影响，育龄妇女工作压力大，饮食不规律，长此以往，冲任失和，营血失调，精血亏虚，气机不利，孕后则极易发生恶心、呕吐。陈老总结多年临床经验，指出在治疗妊娠恶阻时不仅要顾护脾胃，滋养阴血，调理精血，也可以从调和营卫入手，盖脾胃为气血生化之源，冲为血海隶属于阳明，受孕后，经血停闭，血聚养胎，胎元初形，阴血不足，气血阴阳失调，以桂枝汤加减，调和营卫，疏通气血而止呕，如《金匮要略》云："妇人得平脉，阴脉小弱，其人渴，不能食，无寒热，名妊娠，桂枝汤主之。"

验案举例

王某，女，23岁，2009-5-12就诊。患者结婚3个月，停经四旬，妊娠试验阳性，呕吐、恶心，不能饮食，食之即吐，形瘦神疲。诊断为妊娠恶阻，辨证为冲气上逆，胃失和降，治宜健脾清胃，升清降浊。拟方如下：紫苏9g，荆芥穗9g，白术12g，陈皮10g，砂仁（后下）3g，姜竹茹6g，川黄连3g，吴茱萸1g，炙甘草6g，党参12g、炒谷麦芽各15g，生姜3片，大枣3枚。7剂水煎服。口服1剂即吐止，能稍食，3剂后即好转，渐能饮食，足月生一健康女婴。

病案特点及心得

妊娠初期，脏腑功能不调，脾虚胃热，水谷精微则异化，凝聚为痰涎，阻遏气机，窒塞胃口；且肝主疏泄，孕后阴血下聚养胎，则肝血不足，肝气升发太过，克伐脾胃，故食入作呕，甚则导致胎动不安、堕胎等。治疗当以健脾清胃，斡旋气机，升清降浊，使胃气得复。上述方中以紫苏、荆芥疏表和胃，白术、砂仁健脾醒胃，且白术为安胎圣药；川黄连、竹茹清热和胃止呕，陈皮和胃化痰，甘草、生姜、大枣和胃补脾、调和诸药。若纳谷不佳者，加炒谷麦芽各15g；若气虚神疲乏力者，加党参12g，山药15g，菟丝子15g；若肾虚有流产史腰痛者，加杜仲15g，桑寄生15g，川续断15g；若呕吐严重者，加伏龙肝100g，煎汤带水以煎上药。此方药味平和，无伤胎之虞，而有健脾和胃、滋肾安胎之效。

二十二、水肿

水肿是指体内水液潴留，泛滥肌肤，引起以头面、眼睑、四肢，甚至全身浮肿等为临床特征等的一类病证。水肿在西医学中是多种疾病的一个症状，包括肾性水肿、心性水肿、肝性水肿、营养不良性水肿、内分泌失调引起的水肿等。更年期妇女因内分泌失调引起的水肿是一种常见病，西医称为"特发性水肿"，又称"水潴留性肥胖症"、"单纯性水钠潴留症"、"周期性浮肿"等，其确切发病机制目前尚不太清楚，现代医学多认为可能与内分泌失调，血液动力学改变及体位因素有关。本病多见于 20 ～ 50 岁生育期伴肥胖的妇女，以水肿与月经周期及体重增加密切相关为主要临床特征。本病预后良好。水肿之发生与肺脾肾三脏水液代谢失调有关。早在《素问·经脉别论》说："饮入于胃，游溢精气，上输于脾，脾气散经，上归于肺，通调水道，下输膀胱，水精四布，五经并行"。可见，水液的生成输布排泄及其维持代谢平衡，尤以肺、脾、肾三脏的生理功能起着主要调节平衡的作用。此外，妇女更年期特发性水肿与女子天癸衰竭有着必然的联系。《素问·上古天真论》曰："女子七岁，肾气盛，齿更发长，二七天癸至，任脉通，太冲脉盛，月事以时下，故有子……七七任脉虚，太冲脉衰少，天癸竭"。这是女性生长发育，生殖与衰老的自然规律，多数妇女可以顺利通过，但部分妇女由于体质因素、产育、疾病、营养、社会环境、精神因素等方面的原因，不能很好地调节这一生理变化，使阴阳平衡失调，肺、脾、肾功能失调，气化失司，水液输布代谢障碍造成水肿。

基于以上理论，陈老认为本病的病位在肺、脾、肾，关键在于脾、肾。病理变化为肺失通调，脾失转输，肾失开阖，病机为脾肾两虚，肺失通调，水湿内泛所致。诚如《景岳全书.肿胀》篇指出："凡水肿等证，乃肺、脾、肾三脏相干之病。盖水为至阴，故其本在肾；水化于气，故其标在肺；水惟畏土，故其制在脾。今肺虚则气不化精而化水，脾虚则土不制水而反克，肾虚则水无所主而妄行"。在治疗方面，陈老从水肿的根本病机出发，抓住本质，立足于肺、脾、肾三脏，重视补脾、肾，尤其重视调脾益肾。陈老认为，若欲治水，必先培土，土旺则水治。故本病之治疗以健脾益肾，利水为要。陈老在临床上经常选用防己黄芪汤合参苓白术散灵活加减治疗，疗效显著。

验案举例

李某，女，54岁，2013-10-8就诊。诉双下肢反复浮肿半年，复发两周就诊，下肢水肿以下午及晚上为甚，有时伴颜面眼睑轻度浮肿，劳累后加重，休息后缓解。症见双下肢浮肿，按之有凹陷，腰困，纳差，头晕乏力，苔薄质淡，边有齿痕，脉沉细。患者已停经两年，曾反复检查尿常规及肾功能、B超结果均正常。诊断为水肿，辨证属脾肾两虚，水湿内泛。治以健脾温肾，利水消肿，药用防己黄芪汤合参苓白术散加减。拟方如下：黄芪18g，白术12g，防己8g，防风8g，党参15g，猪苓25g，茯苓25g，白扁豆12g，陈皮10g，山药30g，莲子12g，砂仁5g，薏苡仁30g，桔梗10g，怀牛膝15g，炙甘草6g，生姜3片，大枣3枚，7剂。同时配合食疗：黄芪30g，鲤鱼1条，同煎，饮汤食鱼，每周两剂。第8日复诊，诉水肿明显减轻，胃纳转佳，头晕、乏力、腰困减轻，黄芪加至30g，7剂。三诊：服药后水肿消退，诸症消失，继服上药7剂，随诊一年无复发。

病案特点及心得

防己黄芪汤出自《金匮要略》，由防己、黄芪、白术、甘草、生姜、大枣组成，主治风水，风湿证。病机是肺脾气虚，卫气不固，风遏水阻，水湿泛滥肌肤经络之间，发为风水风湿之证。本方重用黄芪补气固表，利水消肿。黄芪善走肌表，是治疗虚性水肿之要药。辅以防己祛风行水，防己配黄芪扶正祛邪，相得益彰。白术补气健脾，助脾运化，其与黄芪相配有实卫之功。方中甘草益气健脾，调和药性。大枣可调和营卫，补脾和胃。方中黄芪、白术、甘草、大枣四药健脾益气，又有"培土生金"之意。生姜辛温发散，助肺通调水道。六药合用，使表气得固，脾气自运，肺脾气旺。水道通利则诸证自解。参苓白术散出自《太平惠民和剂局方》，由莲子、砂仁、桔梗、白扁豆、茯苓、人参、甘草、白术、山药组成。本方以四君子汤为主加味而成，为传统健脾化湿之际。以四君平补脾胃之气为主，配以扁豆、薏苡仁、山药之甘淡，莲子之甘涩，辅助白术既可健脾，又能渗湿，加砂仁之辛温芳香醒脾，佐四君更能促中州运化，使上下气机贯通，行气化湿。桔梗为手太阴肺经引经药，配入本方，载药上行，达于上焦，以益肺，借肺通调水道。甘草健脾和胃，调和药性。诸药合用，补中气，渗湿浊，行气滞，使脾气健运，湿邪得去，诸症自除。其药性平和，温补而不助燥，利湿而不伤阴。陈老对于本方的随证加减也非常灵活。强调重用黄芪，先从小量用起，最终用量一定要达到30g以上。下肢肿甚，常加用怀牛膝利水消肿，补益肝肾；眼睑颜面浮肿，可加防风以祛风行水；全身浮肿，加猪苓、薏苡仁、泽泻利水渗湿；腰酸肢冷，加淫羊藿、杜仲温阳利水；月经周期紊乱，加益母草活血利水消肿。

陈老以防己黄芪汤和参苓白术散加减治疗妇女更年期特发性水肿取得了良好的效果，现代药理研究也表明其主要药物具有消肿利尿作用。黄芪具有对抗肾上腺素及扩张血管的作用，有利尿及使钠排出量增加的作用。防己经过药理研究发现亦有明显的利尿作用。白术可通过抑制肾小管对电解质的重吸收影响水液代谢，具有较强的利尿作用。茯苓有缓慢而持久的利尿作用，能促进钠、氯、钾等电解质的排除，党参配黄芪对治疗慢性水肿有效。诸药合用，利尿消肿效果明显。

除药物外，陈老还非常注重食疗。陈老认为本病常缠绵不愈，且易反复，因此食疗护理在其治疗中作用不容忽视。常嘱患者间断服用黄芪鲤鱼汤：鲤鱼一条，黄芪30g，与鱼同煎，饮汤食鱼，每周1～2次。通过长期临床观察，发现更年期特发性水肿患者配合食疗，利水消肿效果显著，且肿退后不易复发。

二十三、耳鸣、耳聋

耳鸣是指患者自觉耳内鸣响，如闻蝉声，或如潮声。耳聋是指不同程度的听力减退，甚至消失。二者在临床上常常同时或先后出现，中医认为二者病因病机基本相似，所以多一并论治。因肾开窍于耳，认为该病与肾关系密切，形成了医家多从肾论治的诊治的特点。陈老在治疗本病时，从脾胃出发，注意到脾胃功能失调，及其病理产物痰湿郁火对本病的影响，存在以下辨治特色：①从肾辨治，不忘脾胃运化；②气血不足，重在健脾生血；③痰邪蒙窍，需健脾疏肝；④外邪为患，注意夹湿夹痰。

《医学入门·卷五》中说："耳鸣乃是聋之渐也"。耳鸣耳聋的论治，历来多以"耳为肝肾所主"为依据，传统治疗也多以补肾填精为主。但从《黄帝内经》论及耳聋病因病机看，其病因有外感寒、暑、湿、燥，脏腑内伤及治疗失当，涉及脏腑虚实、气血逆乱、经脉失调等。如《素问·热论》："伤寒……三日少阳受之，少阳主胆，其脉循胁络于耳，故胸胁痛而耳聋"。《素问·缪刺论》说："邪客于手阳明之络，令人耳聋，时不闻音"。陈老秉承金元四大家之一李东垣以"内伤脾胃，百病由生"的观点，认为耳鸣、耳聋的病因与脾胃关系密切。李东垣认为脾胃虚弱，精气不足，耳窍失养；清阳不升，浊阴不降，耳窍闭塞；阴火上乘，耳窍受困均可引起耳鸣、耳聋。陈老在治疗本病时注意胃气的顾护，注意药物对脾胃的影响，认为药物发挥作用依赖于脾胃的运化，以滋补肾阴为主，但不忘脾胃。同时注意到脾胃及其病理产物痰、湿及郁火对其的影响，脾胃虚弱，不能化生气血上冲于耳；脾胃弱肝木来克，痰、湿、郁火蒙蔽清窍皆可导致本病发生。温病大家薛生白云："太阴内伤，湿停饮聚，客邪再至，内外相引，故病湿热。此皆先有内伤，再感客邪。"说明脾胃虚弱，内有湿邪易招致外湿，同时外湿为患亦易伤脾。所以陈老在治疗本病时，从脾胃论治，并注重其病理产物痰、湿造成的影响，采取顾护脾胃，健脾化痰除湿治疗，临床取得了较好的疗效。

验案举例

病案一

季某，男，65岁，2010-3-6就诊。患者诉双侧耳鸣半年，加重1个月，鸣声如蝉，腰困，舌质淡，苔薄白，脉沉弦。患者有糖尿病、高脂血症。诊断：为耳鸣，证属肾精不足，耳窍失养，治宜滋补肾精，拟方如下：生熟地黄各18g，山药12g，山茱萸12g，茯苓10g，泽泻10g，牡丹皮10g，麦冬10g，青蒿12g，枸杞15g，沙苑子15g，柴胡9g，蝉蜕4g，丹参30g，陈皮10g。5剂水煎服。二诊：患者症状同前，舌质淡，苔薄腻，脉沉弦。

上方加磁石12g，五味子10g，砂仁4g，焦三仙各15g，木瓜5g。5剂水煎服。三诊：耳鸣晨起减轻，但仍腰困，活动后疲乏无力，纳食略减，舌质淡，苔白腻满布，脉沉弦。上方减青蒿、木瓜、五味子，加姜半夏10g，枳壳10g，砂仁改5g，竹茹6g。5剂水煎服。

病案特点及心得

老年男性，肾精渐衰，又患糖尿病、高脂血症，中医多认为久病及肾，从舌脉分析当从肾论治，故选方六味地黄丸加味而成。其方妙在立法后，并非一味纯补，而是在滋补中少佐使陈皮、柴胡理气开胃疏肝之品，有助于滋腻之品的运化吸收。二诊加磁石、五味子入肾的同时，因磁石为矿物药，易伤胃气，所以加用焦三仙、砂仁，加重护胃力度。三诊症状减轻，说明从肾论治有效，但从舌苔判断，药物仍有碍胃之嫌，所以去青蒿、五味子，加姜半夏10g，枳壳10g，砂仁改5g，竹茹6g，用来辛开化痰理气。从此案例不难看出，陈老在潜镇补肾的同时，注意到滋腻、重镇药物对脾胃的影响，在补的同时注意保护脾胃，加消食行气之品，一则防止药物伤脾胃，二则行气助脾胃运化药力，以达到更好的治疗目的。

病案二

陈某，女，26岁，2010-9-15就诊。自诉因大三考研，用脑过度，出现耳鸣1周，伴偏头痛，心悸，寐差，口淡，唇红，舌淡，苔薄白微腻，脉沉细。诊断为耳鸣、心悸，属思虑过度，劳伤心脾证，治以健脾养心，益气补血。拟方如下：黄芪15g，太子参12g，白术12g，茯苓神各15g，当归9g，炒酸枣仁15g，龙眼肉15g，远志10g，木香6g，龙骨、牡蛎各15g，首乌藤15g，焦三仙各15g，蝉蜕4g，土茯苓30g，炙甘草6g。5剂水煎服。

病案特点及心得

思虑用脑过度，劳伤心脾，气血不足，不能充养耳窍则耳鸣，心血不足则心悸，血不养心则寐差，舌质淡、苔薄白、脉沉细均为气血不足表现。脾为气血生化之源，所以本证用归脾汤加减治疗耳鸣。同时加焦三仙，意在补气血时，渐消缓散，助脾胃运化药力。脾胃虚弱，运化无力，势必有留湿之弊，陈老认为有一分腻苔则有一分湿邪。《本草正义》："土茯苓，利湿祛热，能入络，搜剔湿热之蕴毒……"李东垣《兰室秘藏·眼耳鼻门》："因心事烦冗，饮食不节，劳役过度，致脾胃虚弱，心火大盛，则百脉沸腾，血脉逆行，邪害空窍"。揭示了阴火上乘耳窍受困导致耳鸣、耳聋的机制。所以陈老在归脾汤补益药中加蝉蜕引药上行同时，佐一味除湿泻火药土茯苓，除湿清热通络，降泻以除阴火，使升降有序，协同治疗。

病案三

张某，男，50岁，2010-4-8就诊，诉耳鸣半月，症见耳鸣、口苦、口干、大便干、胃脘不适，进食油腻时明显，舌边尖红，苔薄白，脉弦滑。诊断为耳鸣，为脾虚肝郁，痰热上扰之证，治以健脾化痰，疏肝清热，拟方如下：党参12g，白术12g，茯苓15g，陈皮10g，姜半夏10g，广木香6g，砂仁5g，连翘15g，双花15g，黄芩10g，栀子10g，菊花10g，牡丹皮10g，醋柴胡10g，焦三仙各18g，生薏苡仁30g，桑白皮10g，地骨皮15g，白茅根15g，知母10g，生姜3片，大枣3枚。5剂水煎服。

病案特点及心得

痰浊湿邪蒙蔽清窍是耳鸣、耳聋的重要原因之一，可夹火热之邪，究其痰湿来源，无不责之于脾，且与肝木克脾土有关。本病案胃脘不适，进食油腻时明显，为典型脾胃虚弱，不能运化痰湿的表现，兼口苦，舌边尖红，苔薄白，脉弦滑，此均为肝火痰热表现，所以本方标本兼顾，健脾化痰，兼疏肝清热，在香砂六君子汤健脾行气化痰基础上，加柴胡、栀子、黄芩、牡丹皮、菊花等疏肝清热之品。

病案四

李某，女，26岁，2009-6-1就诊。诉感冒后出现头晕、耳鸣4日，伴头痛、恶心、纳差，舌质淡，苔薄白，脉弦细。诊断为耳鸣，证属邪入少阳，拟方如下：柴胡10g，黄芩10g，半夏10g，陈皮10g，茯苓18g，姜竹茹6g，焦三仙各18g，连翘15g，知母10g，白蒺藜10g，桔梗10g，豆豉

10g，生甘草6g。4剂水煎服。

病例五

刘某，男，49岁，2010-4-11就诊，诉感冒后耳鸣半月。患者半月前自觉感冒，鼻塞，头闷不适，服感冒药后鼻塞、头闷症状好转，但耳鸣仍存在，伴身困乏力，口苦、口干，大便2～3日一行，脘痞不适，舌质淡，苔薄白腻，脉濡滑。患者嗜烟酒。诊断为耳鸣，证属湿热上蒙清窍，治以清热祛湿，拟方如下：藿香10g，生石膏15g，苍白术各12g，茯苓15g，莱菔子30g，连翘15g，陈皮10g，姜半夏10g，枳壳10g，生薏苡仁30g，槟榔12g，大腹皮15g，厚朴12g，滑石18g，生甘草6g。5剂水煎服。

病案特点及心得

病案四为邪入少阳病例，少阳为肝胆枢机不利，肝木克脾土，痰浊内生，上蒙清窍，所以出现耳部症状，因此在解表清热同时，加半夏、陈皮、茯苓、生甘草、姜竹茹降逆和胃化痰。病案五为嗜酒之人外感，说明患者内有痰湿，又感外邪，缠绵不愈，为夹湿邪病，湿热上蒙清窍也可导致耳鸣，所以在清热中应用藿香、苍术、白术、茯苓、生薏苡仁、厚朴、大腹皮、滑石等药，宣上、畅中、渗下以祛湿邪，治疗夹湿感冒。陈老认为，暑季外感多夹有湿邪，出现头闷、耳鸣或耳闷不适等症，所以在治疗外感病导致的耳鸣、耳聋时，需注意痰、湿造成的影响。

二十四、鼻渊

鼻渊是指以鼻流浊涕、量多不止为主要特征的鼻病，临床上常伴有头痛，或头昏头重、鼻塞、嗅觉减退等症状。该病名首见于《黄帝内经》，《素问·气厥论》："胆热移于脑，则辛頞鼻渊。鼻渊者，浊涕下不止也"。鼻渊又称其为"脑漏"、"脑渗"、"脑泻"等。《医宗金鉴》谓："鼻渊内因胆经之热，移于脑髓，外因风寒，凝郁火邪而成……"《济生方·鼻门》"热留胆腑，邪移于脑，遂致鼻渊，鼻渊者，浊涕下不止也……"《景岳全书》"此症多由酒醴肥甘，或久用热物，或火由寒郁，以致湿热上熏，津汁溶溢而下，离经腐败……"《类证治裁》记载："鼻塞甚者，往往不闻香臭，有脑漏成鼻渊者，由风寒入脑，郁久化热……"由此可看出其病因病机主要有外邪袭肺、胆腑郁热、肺经蕴热、脾胃湿热、肺气虚寒、脾气不足等。该病相当于西医的急、慢性鼻窦炎、鼻炎，属耳鼻喉科的常见病种，一般寒冷季节多发，与气候因素关系密切。急性鼻炎、鼻窦炎多与细菌感染有关，慢性鼻炎、鼻窦炎除细菌感染外，其发病与免疫力低下、变态反应等也有一定的关系。急性鼻窦炎多属实证范畴，慢性鼻窦炎多为虚证。急性发病者多由于素体虚弱，生活不规律，过度劳累或饮食不节等，容易感受外邪所致。慢性迁延者多为急性发病后，由于素体亏虚或失治误治，邪气停留体内而致。急性发病者临床主要表现为：鼻塞、流涕、嗅觉减退、头痛较剧烈，可伴有发热恶寒、周身不适、食欲不振、口渴、便秘等全身症状。日久不愈则转为慢性，主要表现为：有鼻渊反复发作史，鼻涕黏稠，色黄或白，量多，鼻塞时轻时重，嗅觉不灵敏，或感头重胀痛不适，无明显全身伴随症状。陈老提出，该病反复发作，患者一般会有记忆力降低或学习、工作思想不集中的表现。鼻渊的治疗方法以通窍止痛、化痰排脓、补益肺脾气为主，外邪袭肺多用银翘散加减，胆腑郁热用龙胆泻肝汤加减，肺经蕴热泻白散加减，脾胃湿热用甘露消毒丹加减，脾气虚弱用参苓白术散加减。临床中，一般来中医求诊的鼻渊多为西医治疗效不明显，反复发作的患者，因此陈老在临床治疗中，除了嘱患者遵嘱服药外，平素要注意鼻腔的清洁，保持鼻道通畅；鼻塞严重时不能强行擤鼻涕；禁食辛辣，适度休息，避免劳累，增强体质；避免粉尘严重的工作，如需接触粉尘或北方春季风沙较多时，须戴口罩保持鼻腔的清洁等。

验案举例

张某，女，42岁，2013-6-27就诊。诉8年来鼻常流清涕，有时较黏，量多，并常打喷嚏，左鼻嗅觉失灵，时觉头痛，每年秋后加重，今年夏季亦重，2010年曾在某医院诊断为鼻炎（左侧），当年穿刺过三次，术后无明显好转，近年来用西药滴鼻，内服激素等不效，饮食时好时差，大便干，数日一行，小便尚少，月经周期准，量多色红，有血块，经前有偏头痛、心慌、腿酸、周身浮肿等，利小便后浮肿见轻，有时复发，睡眠尚可。脉沉细，左关弦劲，舌质正常无苔。辨证认为该病为本体肝胆热甚，兼受风邪，固滞不解所致，但病程已久，不可急攻，宜小剂缓图，免损胃气，治宜清泄肝胆、祛风邪，以三阳并治。拟方如下：黄菊花15g，白蒺藜15g，蔓荆子15g，天麻30g，钩藤15g，桑叶30g，川芎15g，苍耳子15g，夏枯草15g，姜制南星15g，白芷15g，僵蚕30g，甘草10g，藁本15g，香木瓜15g，制香附15g，羌活15g。7剂水煎服。患者服此方1个月后，小便较多，鼻涕略减，食纳、大便正常，脉舌同前，病势略减，仍宜原方化裁续服，去桑叶、夏枯草，加黄芪助卫祛风，全蝎入络搜剔风毒，原方加黄芪30g，全蝎15g，仍服1个月。再诊时诉服药后鼻涕及打喷嚏基本消失，有时偶感上腭微痛，食纳、二便、睡眠俱正常，脉沉有力，舌质正常，病情更显著好转，原方加入胡麻仁30g，润燥息风，续服，以冀根除，再诊以上症状基本消失，嘱其勿再服药，避免风寒，少食肥甘厚味以免病情复发。

病案特点及心得

患者8年来患鼻炎，常流涕，不知嗅觉，与祖国医学的鼻渊相似，该患者开始由风邪入脑而渐化热，加之素有肝胆郁热，所以左关脉独弦劲，治以清泄祛风之剂，一剂后微见效，继用上方化裁，加强固卫祛风之力续进。三诊再加胡麻仁润燥息风，8年之疾，3个月而愈，由此可见祖国医学对鼻渊有一定的疗效。

二十五、鹅掌风

鹅掌风即手癣，属皮肤病范畴，病程缠绵。多发于手足掌心及指头，男女老幼皆可患病，以青壮年多见。多由风湿凝聚、气血失养所致，或由接触传染而得。初起掌心及手指皮下生小水疱，瘙痒，脱屑，日久皮肤角化、粗糙变厚、皲裂疼痛，进一步发展可引起指甲变厚，色灰黑而脆，既影响美观，也带来诸多不便，患者十分痛苦。陈老治疗鹅掌风，常在除湿、养血、祛风的基础上，特别强调脾胃的运化和滋养作用。

1. 脾主四肢，从湿论治

鹅掌风的致病因素不外内、外二因。外因多与湿邪有关，常夹风、寒、热邪侵犯，内因多为饮食不节或劳伤有关，病变涉及五脏六腑，但陈老认为与脾关系密切，如《素问·太阴阳明论》曰："脾病而四肢不用何也……四肢皆秉气于胃，而不得至经，必因于脾，乃得禀也"。脾主四肢肌肉，喜燥恶湿，主运化。不论内外原因，湿邪为患，困阻脾胃，渗于肌肤，发为本病，即《内经》云"诸湿肿满，皆属于脾"。鹅掌风早期多表现为湿邪蕴阻，因湿重浊黏腻，为有质之邪，应以利湿为要，陈老常用淡渗利湿、健脾燥湿法，达到祛湿邪的目的，方用平胃散加减，苍术、白术、木通健脾燥湿，通调水道；为防苍术的温燥，佐以生地黄、白芍、甘草甘润顾护胃气。"治湿不利小便，非其治也"，以泽泻、淡竹叶、白茅根、薏苡仁、土茯苓，淡渗利湿，因势利导，使湿邪由小便而出；若兼有热邪，用栀子、苦参、滑石、车前子、生地黄，清热凉血除烦；若夹风邪瘙痒严重者以白蒺藜、蝉蜕、防风、乌梢蛇、白鲜皮祛风止痒。同时配合白矾、苍耳子、白蒺藜局部熏洗，祛风止痒利湿，内服、外洗，每每取效。

2. 扶正祛邪，治从心脾

陈老指出鹅掌风病性缠绵。从病机分析，日久脾虚失运，气血乏源，营血不能畅达四末，四肢失其滋养；或湿邪逗留化热，血虚风燥，肌肤失荣，或病痛致心火内炽，阴虚血燥，表现出皮损干燥粗糙、肥厚角化等。所以陈老治疗鹅掌风反复发作，病程缠绵者，从心脾而治，扶正祛邪，常用清心、健脾、化湿、养血、祛风方法，以参苓白术散、归脾汤加减，用药清和，助脾胃运化，顾护胃精，不过用香燥、辛热、寒凉之品。

验案举例

辛某，女，58岁，工人，2010-5-21就诊。主诉：双手脱皮瘙痒一年余。现症见双手掌脱皮瘙痒，时发时止，随情绪波动起伏，无渗出，红肿疼痛。查：双手掌散在脱皮，色泽白，无红肿，渗出。平素体胖，舌质淡，苔薄白，脉弦滑。诊断为鹅掌风，证属湿浊阻滞经脉。拟方如下：苍术12g，白术12g，柴胡10g，当归10g，赤白芍各10g，茯苓10g，白蒺藜10g，制香附9g，木贼草6g，藿香6g，黄芩6g，丹参6g，草决明9g，地肤子15g，白鲜皮30g，生薏苡仁30g，土茯苓15g，并嘱患者忌食辛辣，注意手卫生。7剂，二诊，药后明显好转，手掌脱皮未作，舌质淡，苔薄白，脉弦滑。于原方中重用生薏苡仁，木贼草，藿香，土茯苓，又7剂。三诊：药后症状近愈，手掌皮肤完整，色泽红润，遵原方治疗，半年未发。四诊：时值冬季，天气转寒，又逢家中有事，情绪不畅，手癣发作，破溃皲裂，舌质淡，苔薄白，脉沉细。处方：黄芪30g，生地黄15g，熟地黄12g，土茯苓15g，藿香6g，红花9g，地肤子15g，白蒺藜10g，白鲜皮30g，生薏苡仁30g，当归10g，川芎10g，焦三仙各10g，7剂。五诊：药后手指脱皮时作，大部近愈，重用黄芪，守方治疗，随访一年未发。

病案特点及心得

陈老认为，患者年过五旬，气血不足，且胖人多痰湿，肥人气虚，属湿浊之气阻滞经脉，气血运行不畅，太阴健运失常之证。脾虚失运，湿邪内生，或又感外湿，内外湿相合，由内而外，由脏腑及经络，阻滞经脉，证属络中蕴湿，营卫闭塞不通，治以健脾和胃，化湿通络，内外合治，收效颇佳。后期则以化湿通络之际，再进养血活络之法，荣养营卫，润泽肌肤。临证时一定要掌握疢病的辨证要点，就鹅掌风而言，湿邪是致病的最主要因素，因此，要把治疗湿邪贯穿于治疗的始末。脾为后天之本，主四肢，为胃行其津液，主运化水湿，脾虚则湿停，所以要注意健脾药物。根据病程不同，早期以实证为主，当用利湿之法，后期则用健脾化湿之法。中医有"久病入络""久病成瘀"的理论，可适当配伍当归、赤芍、红花之品活血化瘀。此外，临证中往往病情复杂，还需注意湿证日久，耗伤阴血，可转为燥证，复感湿热之邪可转为湿证等燥湿相兼，相互转化的病机，临床常水疱渗出与皲裂、脱屑并见，健脾除湿与滋阴养血兼顾并行。

综观全书，可以看出陈老在学术上以经典著作为基础，潜心研究《黄帝内经》、《伤寒论》、《金匮要略》等经典著作，其中尤为崇尚"补土派"李东垣"内伤脾胃，百病由生"之说，在临床辨证中处处以脾胃为核心，同时兼顾脏腑、病因辨证，在立法方药时始终贯穿顾护脾胃的学术思想，形成了其独特的学术思想。

陈老认为疾病的发生与否与体内正气的强弱和致病因素有关，其中，正气不足是发生疾病的内在根据。其受脾胃学说的影响，认为"四季脾旺不受邪"，脾为后天之本，为气血生化之源，因此疾病的发生与脾胃功能的强弱密切相关。脾主运化，喜燥恶湿，为生痰之源，湿邪伤人，首先犯脾；脾失健运，水湿内停，聚而成痰，从而致病，陈老临床辨证多以脾胃论治，对痰、湿二者致病有着深刻的认识。此外，陈老在其多年的临床工作中，有着其特有的诊疗方式，即问诊为先，先问食便；四诊合参，尤重舌诊。问诊是了解患者疾病的直接方式，同时因注重脾胃，故在问诊时，对饮食、大便、脘腹等情况均需详细询问。舌通过经络与五脏相连，为心之苗窍，又为脾之外候，而舌苔乃胃气之所熏蒸导致，与心和脾胃关系密切，在反映人体脏腑、气血、津液的虚实，疾病的轻重变化的同时，脾胃的变化，都突出地表现在舌象上，故陈老更注重舌诊，尤其舌苔的变化。中医治病是从整体出发，调节人的阴阳气机升降平衡，从而达到治疗目的。从五脏关系看，脾胃为中土，是万物的归依，生理地位特殊。所以陈老在调治疾病时时时注重脾胃的功能，形成了辨证论治注重顾护调理脾胃，治疗内科杂病从脾胃入手的特点。

陈老在临床中常强调衷中参西，中西医结合。他认为中、西医治病都有着各自的优势和缺点，中医治病主要在于辨证，辨证论治，而西医治病则主要在于诊病，对症下药。二者应相互为用，从不同的医学角度诊治疾病，主张中医的临床诊治应与西医学的疾病诊断、化验指标、疗效评价相结合，使治疗依据更客观、更具说服力。

　　从医50年，陈老致力于临床、教学工作，孜孜不倦，积累了丰富的临床经验，形成了自己独特的诊疗方式，并且将这些学术思想、临床经验毫无保留地传承给学生，为祖国医学的传承和发扬做出了自己的贡献。并且工作中始终怀着一颗仁爱之心，以诚相待，想患者所想，对待患者一视同仁，受到了患者的好评和爱戴。